Test razonados para Técnicos Superiores en Higiene Bucodental.
Tomo I.

Test razonados para Técnicos Superiores en Higiene Bucodental. Tomo I.

CARMEN SONIA GARCÍA DE LAS HERAS LÁZARO
Y SILVIA SERRANO SÁNCHEZ

Círculo Rojo
EDITORIAL

Primera edición: diciembre 2025

Depósito legal: SE 3255-2025

ISBN: 979-13-7035-557-9

Impresión y encuadernación: Editorial Círculo Rojo

Editorial Círculo Rojo
www.editorialcirculorojo.com
info@editorialcirculorojo.com

Impreso en España — Printed in Spain

Este libro nace desde un lugar que conocéis muy bien: la ilusión y el vértigo de preparar una oposición. Nosotras también estuvimos ahí, con los mismos nervios, dudas y noches interminables de estudio, pero también con la certeza de que el esfuerzo tiene recompensa.

Como profesionales de la odontología -y antes que nada, como opositoras que alguna vez compartieron ese camino- sabemos lo que significa sentarse frente a un test y sentir que cada pregunta puede marcar la diferencia. Por eso decidimos crear esta obra: no solo para ofreceros preguntas y respuestas, sino para darles sentido, razonamiento y contexto. Queremos que no memoricéis de manera mecánica, sino que comprendáis, relacionéis y recordéis con seguridad.

Este no es solo un libro de test, es también una guía de acompañamiento. Una herramienta hecha con empatía y experiencia, pensada para que cada página os acerque un poco más a vuestro objetivo. Porque detrás de cada pregunta hay una oportunidad de aprendizaje, un paso firme hacia vuestra plaza.

Ojalá que este trabajo se convierta en vuestro aliado de estudio, pero sobre todo, en un recordatorio de que no estáis solos: dos compañeras que ya pasaron por el mismo camino os tienden la mano desde aquí.

¡Gracias por vuestra confianza y a por ello!

ÍNDICE

COMUNICACIÓN PACIENTE

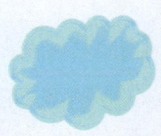

5. Comunicación con el paciente. Recepción. Manejo de ansiedad. Modificación de conducta.

6. Técnicas y habilidades de comunicación.

7. Repercusión de los principales hábitos tóxicos en la cavidad oral. Consejo de la higienista dental. Motivación del paciente.

NUTRICIÓN, DIGESTIÓN, ABSORCIÓN, EXCRECIÓN

8. Nutrición: concepto. Los alimentos: tipos y procesamientos. Ingestión. Digestión. Absorción. Excreción.

9. Alimentos cariogénicos y no cariogénicos.

10. Trastornos de la alimentación y sus repercusiones en la cavidad oral dieta y enfermedad periodontal cuidado oral, alimentación y paciente oncológico.

MICROBIOLOGÍA

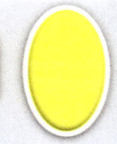

11. Flora microbiana oral normal: concepto, composición, crecimiento. Sistema inmunitario. Antígenos/anticuerpos: Concepto.

12. Composición microbiológica de la placa dental y saliva.

EMBRIOLOGÍA

13. Desarrollo embriológico de los órganos orofaciales.

14. Odontogénesis.

15. Dentición temporal y definitiva.

ANATOMIA CABEZA-CUELLO, BUCO-DENTAL

16. Huesos y articulaciones de la cabeza y cuello.

17. Articulación temporomandibular: Estructuras asociadas.

18. Anatomía dental: Conceptos y definición.

19. Erupción dental, fases, síntomas, Cronología de la erupción dental.

20. El periodonto. Músculos de la masticación, deglución, lenguaje oral y gesto. Enervación y vascularización buco-dental.

ALTERACIONES ODONTOLÓGICAS

21. Alteraciones de la estructura y composición dental. Alteraciones en el color, textura y tamaño. Conceptos y causas.

22. Oclusión. Maloclusión dental y ósea. Concepto y definición. Hábitos perniciosos, que afectan la oclusión.

HIGIENE BUCO-DENTAL

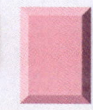

23. Higiene bucodental. Prevención mecánica y química de la placa bacteriana. Motivación del paciente.

24. Técnicas de cepillado. Cualidades ideales del cepillo dental. Tipos de cepillos: conceptos e indicaciones. La seda dental: tipos y uso. Antisépticos orales. Tipos, composición, uso e indicaciones.

25. Remoción de la placa dental. Colutorios, pastas: composición e indicaciones.

26. Tartrectomía y curetaje. Concepto, materiales, metodología, indicaciones y contraindicaciones.

RADIOLOGÍA

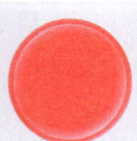

27. Rayos X. Concepto. Tipos de radiografías usados en odontología. Concepto de radiografía dental, tipos usados en odontología.

PREVENTIVA

28. Concepto de salud bucodental. Prevención odontológica.

29. Educación para la salud. Principios, métodos y aplicaciones en salud oral.

30. Cambios en la cavidad oral durante el embarazo. Prevención Odontológica en la gestante. Protocolo de cuidados bucales en la embarazada. Captación de las embarazadas en las USBD.

31. Odontología para bebés. Cuidados de la cavidad oral del recién nacido y en el niño . Programas de prevención en Escuelas Infantiles. El papel de la higienista en el cuidado del bebé desde la USBD.

32. Prevención Odontológica en la 3ª edad. Principales necesidades preventivas.

33. Prevención Odontológica en pacientes con necesidades especiales.

34. Selladores Fosas y Fisuras: Concepto, composición, metodología, materiales, indicaciones.

35. Flúor: concepto, dosis, aplicaciones e indicaciones.

36. Índices en odontología.

PATOLOGÍA

37. Caries. Definición, causas, prevención. Patología Pulpa. Factores de riesgo de caries.

38. Caries en niños, Características.

39. Tipos de caries, características.

40. Sistema Internacional de Detección y Valoración de Caries (ICDAS). CAMBRA. Otros

41. Enfermedades periodontales. Conceptos, causas y prevención. Factores de riesgo.

42. Principales enfermedades de la mucosa oral y glándulas salivares.

43. Fisiología y alteraciones bucales del lactante y primera infancia.

44. Lesiones traumáticas de boca y maxilares.

45. Cáncer oral. Factores de riesgo. Lesiones y estados precancerosos.

MATERIALES ODONTOLÓGICOS

46. Materiales Odontológicos. Fundamento, composición y tipos.

47. Instrumentos en Odontología.

48. Materiales Odontología mínimamente invasiva.

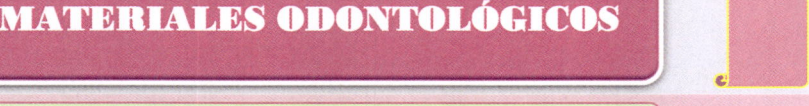

49. Concepto de sepsis y antisepsia. Manejo de materiales estériles. Limpieza, desinfección y esterilización en la consulta odontológica. Conservación, limpieza y esterilización.

FARMACOLOGÍA

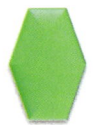

50. Medicamentos empleados en Odontología. Descripción y diferenciación. Analgésicos, anestésicos, antiinflamatorio.

51. Medicamentos empleados en Odontología. Descripción y diferenciación. Antibióticos.

52. Medicamentos empleados en Odontología. Descripción y diferenciación. Coagulantes y anticoagulantes: Concepto, diferenciación y precauciones.

53. Vías de administración de medicamentos en odontología.

MISCELÁNEA

54. Ergonomía. Concepto. Colocación del paciente para exploración. bucodental.

55. Inmunología: Concepto, tipos.

56. Riesgos profesionales en Odontología. Normas de seguridad y medidas preventivas. Normas de protección radiológica. Enfermedades de transmisión por fluidos orgánicos: Hepatitis Vírica y Sida. Mecanismo de transmisión y epidemiología.

57. Odontología mínimamente invasiva.

58. Preguntas similares de exámenes de oposición.

ÍNDICE LIBRO: 1° TOMO

NUTRICIÓN, DIGESTIÓN,ABSORCIÓN,EXCRECIÓN

8. Nutrición: concepto. Los alimentos: tipos y procesamientos. Ingestión. Digestión. Absorción. Excreción.

9. Alimentos cariogénicos y no cariogénicos.

10. Trastornos de la alimentación y sus repercusiones en la cavidad oral dieta y enfermedad periodontal cuidado oral, alimentación y paciente oncológico.

MICROBIOLOGÍA

11. Flora microbiana oral normal: concepto, composición, crecimiento. Sistema inmunitario. Antígenos/anticuerpos: Concepto.

12. Composición microbiológica de la placa dental y saliva.

EMBRIOLOGÍA

13. Desarrollo embriológico de los órganos orofaciales.

14. Odontogénesis.

15. Dentición temporal y definitiva.

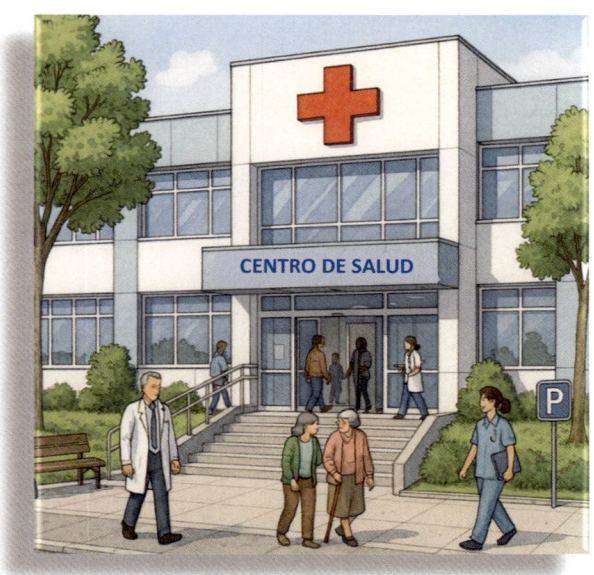

¿En qué año se inició legislativamente la reforma de la Atención Primaria en España?

A) 1978.
B) 1984.
C) 1986.
D) 2002.

Según el artículo 3° de la Ley General de Sanidad, ¿a qué deben estar orientados prioritariamente los medios y actuaciones del sistema sanitario?

A) A la curación de enfermedades.
B) A la promoción de la salud y prevención de enfermedades.
C) A la rehabilitación de pacientes.
D) A la investigación médica.

¿Qué derecho recoge el artículo 43 de la Constitución Española?

A) Derecho a la educación.
B) Derecho a la vivienda.
C) Derecho a la protección de la salud.
D) Derecho al trabajo.

¿Cómo se definió la Atención Primaria de Salud (APS) en la Conferencia Internacional de Alma Ata en 1978?

A) Como el conjunto de actividades sanitarias dirigidas solo al individuo.
B) Como el primer nivel de contacto del usuario con el sistema sanitario.
C) Como el conjunto de actividades sanitarias y no sanitarias dirigidas al individuo y la comunidad.
D) Como un sistema curativo y especializado.

¿Qué se estableció en el Real Decreto 137/84 sobre Estructuras Básicas de Salud?

A) Creación de hospitales especializados.
B) Creación de Zonas de Salud, Centros de Salud y Equipos de Atención Primaria.
C) Promoción de la salud y prevención de enfermedades.
D) Transferencia de la administración sanitaria a las comunidades autónomas.

B) 1984. La reforma de la Atención Primaria en España comenzó legislativamente en 1984 con el Real Decreto 137/84 sobre Estructuras Básicas de Salud. Este decreto estableció las Zonas de Salud, los Centros de Salud y los Equipos de Atención Primaria, marcando el inicio de un proceso de desarrollo que, aunque lento, buscaba mejorar la estructura y organización de los servicios de salud en el país.

B) A la promoción de la salud y prevención de enfermedades. El artículo 3° de la Ley General de Sanidad establece que los medios y actuaciones del sistema sanitario deben estar orientados prioritariamente a la promoción de la salud y a la prevención de las enfermedades. Esto representa un cambio significativo desde una perspectiva curativa hacia un enfoque preventivo y de promoción de la salud, colocando estos aspectos en el núcleo central del sistema sanitario.

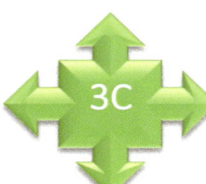

C) Derecho a la protección de la salud. El artículo 43 de la Constitución Española recoge el derecho a la protección de la salud. Este artículo establece que las Administraciones Públicas son responsables de desarrollar una atención primaria de salud integral, que incluya acciones de promoción de la salud, prevención de enfermedades, tratamiento curativo y rehabilitación, dirigidas tanto al individuo como a la comunidad.

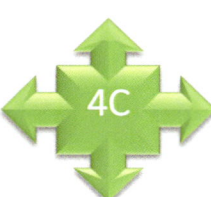

C) Como el conjunto de actividades sanitarias y no sanitarias dirigidas al individuo y la comunidad. En la Conferencia Internacional de Alma Ata en 1978, se definió la Atención Primaria de Salud (APS) como el conjunto de actividades sanitarias y no sanitarias dirigidas al individuo y la comunidad, con la finalidad de garantizar de forma accesible, igualitaria y participativa el derecho a la salud. Esta definición subraya la importancia de un enfoque integral y comunitario en la atención sanitaria.

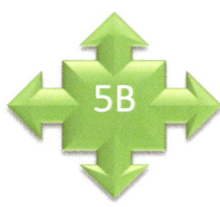

B) La creación de Zonas de Salud, Centros de Salud y Equipos de Atención Primaria. El Real Decreto 137/84 sobre Estructuras Básicas de Salud estableció la creación de Zonas de Salud, Centros de Salud y Equipos de Atención Primaria, marcando el inicio de la reforma de la Atención Primaria en España. Este decreto fue fundamental para organizar y estructurar los servicios de salud a nivel local.

¿Qué establece la Ley General de Sanidad sobre las responsabilidades de las Administraciones Públicas en relación con la Atención Primaria de Salud?

A) Que deben centrarse únicamente en la curación de enfermedades.
B) Que deben desarrollar una atención primaria de salud integral, incluyendo promoción de la salud y prevención de enfermedades.
C) Que deben construir más hospitales.
D) Que deben reducir los costos de los servicios de salud.

¿Qué incluye la Atención Primaria de Salud (APS)?

A) Solo el tratamiento curativo de enfermedades.
B) El conjunto de medios materiales y humanos del sistema de salud para atender al individuo, la familia y la comunidad.
C) Solo la promoción de la salud.
D) La construcción de nuevos hospitales.

¿Qué se requiere para la planificación, organización, funcionamiento y control de la Atención Primaria de Salud (APS) según la Declaración de Alma-Ata?

A) La participación del individuo y de la comunidad.
B) La participación del sector sanitario.
C) La intervención del gobierno.
D) La exclusión de otros sectores sociales.

¿Qué nueva sectorización del territorio se menciona en la Atención primaria de salud (APS)?

A) División en grandes regiones.
B) Aparición de las Zonas Básicas de Salud (ZBS).
C) Centralización en ciudades principales.
D) División en distritos hospitalarios.

¿Qué implica que la APS sea integral?

A) Que aborda problemas médicos.
B) Que se enfoca en la atención hospitalaria.
C) Que se centra en la curación de enfermedades.
D) Que aborda problemas y necesidades de salud desde una perspectiva biopsicosocial.

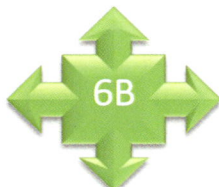

B) Que deben desarrollar una atención primaria de salud integral, incluyendo promoción de la salud y prevención de enfermedades. La Ley General de Sanidad establece que las Administraciones Públicas son responsables de desarrollar una atención primaria de salud integral, que incluya acciones de promoción de la salud, prevención de enfermedades, tratamiento curativo y rehabilitación, dirigidas tanto al individuo como a la comunidad.

B) El conjunto de medios materiales y humanos del sistema de salud para atender al individuo, la familia y la comunidad. La Atención Primaria de Salud (APS) incluye el conjunto de medios materiales y humanos del sistema de salud puestos a disposición de la población para atender al individuo, la familia y la comunidad en sus problemas de salud, relativos a la promoción de la salud, prevención de la enfermedad, tratamiento, curación y rehabilitación.

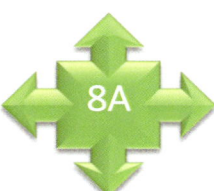

A) La participación del individuo y de la comunidad. La Declaración de Alma-Ata establece que la planificación, organización, funcionamiento y control de la APS exige la participación del individuo y de la comunidad, asegurando así que los servicios de salud sean accesibles y adecuados a las necesidades locales.

B) Aparición de las Zonas Básicas de Salud (ZBS). La nueva sectorización del territorio en la APS incluye la aparición de las Zonas Básicas de Salud (ZBS), que son la estructura fundamental donde trabaja el Equipo Básico de Atención Primaria (EBAP), facilitando una atención más cercana y accesible a la comunidad.

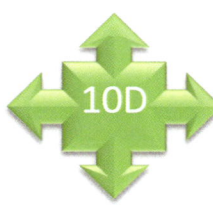

D) Que aborda los problemas y necesidades de salud desde una perspectiva biopsicosocial. La APS es integral porque aborda los problemas y necesidades de salud de la persona desde una perspectiva biopsicosocial, considerando los componentes biológicos, psicológicos y sociales como partes indisociables de los procesos de salud-enfermedad.

¿Qué significa que la APS sea continuada y longitudinal?

A) Que solo se ofrece en hospitales.
B) Que desarrolla sus actividades a lo largo de toda la vida de las personas.
C) Que se centra únicamente en la atención curativa.
D) Que solo se enfoca en la investigación médica.

¿Qué tipo de asistencia sanitaria se incluye en la APS?

A) Asistencia sanitaria individual y colectiva, ambulatoria, domiciliaria, de urgencias y hospitalaria.
B) Asistencia sanitaria individual y colectiva, ambulatoria, domiciliaria, hospitalaria y atención especializada.
C) Asistencia sanitaria individual y colectiva, ambulatoria, domiciliaria y de urgencias.
D) Solo investigación médica.

¿Qué tipo de participación se fomenta en la APS?

A) Solo participación de los profesionales de salud.
B) Participación comunitaria y acercamiento entre usuarios y profesionales.
C) Solo atención hospitalaria.
D) Solo investigación médica.

¿Qué es la Zona Básica de Salud?

A) La estructura física donde se desarrolla la atención primaria.
B) Un hospital especializado.
C) El equipo humano que actúa en el centro de salud.
D) El marco territorial de la atención primaria.

¿Qué es el Centro de Salud?

A) Estructura física y funcional donde se desarrolla la atención primaria de salud.
B) Un hospital especializado.
C) Un consultorio privado.
D) Zona central de una población donde se concentran los edificios sanitarios.

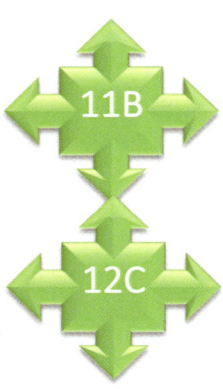

B) Que desarrolla sus actividades a lo largo de toda la vida de las personas. La APS es continuada y longitudinal porque desarrolla sus actividades a lo largo de toda la vida de las personas, en los diferentes lugares en que viven y trabajan, y en el seno de los distintos recursos, centros y servicios del sistema sanitario.

C) Asistencia sanitaria individual y colectiva, ambulatoria, domiciliaria y de urgencias. Proporcionando una atención integral y accesible a la comunidad.

B) Participación comunitaria y acercamiento entre usuarios y profesionales. La APS fomenta la participación comunitaria y el acercamiento entre usuarios y profesionales, asegurando que la comunidad esté involucrada en la planificación y ejecución de los servicios de salud.

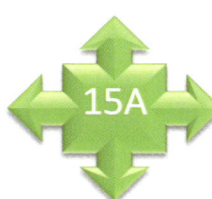

D) El marco territorial de la atención primaria. La Zona Básica de Salud es el marco territorial para la prestación de la atención primaria de salud, de acceso directo de la población, en el que se ha de tener la capacidad de proporcionar una asistencia continuada, integral, permanente y accesible. Son delimitadas por la Consejería de Salud y están constituidas por los municipios o agregaciones de municipios que determinan, junto a los Distritos, el Mapa de Atención Primaria de Salud.

A) La estructura física y funcional donde se desarrolla la atención primaria de salud. Se utiliza la definición incluida en el Real Decreto 1277/2003, por el que se establecen las bases generales sobre autorización de centros, servicios y establecimientos sanitarios, que dice: "Estructuras físicas y funcionales que posibilitan el desarrollo de una atención primaria de salud coordinada, globalmente, integral, permanente y continuada, y con base en el trabajo en equipo de los profesionales sanitarios y no sanitarios que actúan en el mismo. En ellos desarrollan sus actividades y funciones los Equipos de Atención Primaria"

¿Qué criterios determinan la delimitación de las Zonas Básicas de Salud?

A) Solo criterios económicos.
B) Criterios demográficos, geográficos y sociales.
C) Solo criterios políticos.
D) Solo criterios médicos.

¿Qué población puede atender una Zona Básica de Salud?

A) Entre 1.000 y 5.000 habitantes.
B) Entre 25.000 y 50.000 habitantes.
C) Entre 5.000 y 25.000 habitantes.
D) Más de 50.000 habitantes.

¿Qué son las áreas de salud según la Ley General de Sanidad?

A) Estructuras fundamentales del Sistema Sanitario, responsables de la gestión unitaria de los centros y establecimientos del Servicio de Salud de la Comunidad Autónoma.
B) Estructuras fundamentales del Sistema Sanitario, responsables de la gestión unitaria de los centros y establecimientos del Servicio de Salud del Estado.
C) Estructuras fundamentales del Sistema Sanitario, responsables de la gestión unitaria de los centros y establecimientos privados y públicos.
D) Grupo de consultorios privados y conjunto de hospitales especializados.

¿Cómo define la Ley General de Sanidad al Equipo de Atención Primaria (APS)?

A) Una unidad básica de acción formada por un grupo de profesionales relacionados con la salud.
B) Un grupo de profesionales jerarquizados.
C) Un conjunto de hospitales especializados.
D) Un grupo de investigadores médicos.

¿Cómo definió la OMS al equipo de salud en 1973?

A) Una asociación jerarquizada de personas.
B) Una asociación no jerarquizada de personas con un objetivo común.
C) Un conjunto de hospitales especializados.
D) Un grupo de investigadores médicos.

B) Criterios demográficos, geográficos y sociales. La delimitación de las Zonas Básicas de Salud viene determinada por las Comunidades Autónomas en función de criterios demográficos, geográficos y sociales, asegurando que cada zona pueda atender adecuadamente a su población.

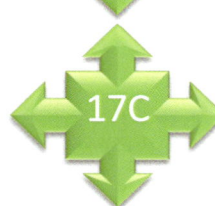

C) Entre 5.000 y 25.000 habitantes. Cada Zona Básica de Salud puede atender a una población que oscila entre 5.000 y 25.000 habitantes, aunque en el medio rural pueden existir zonas que atiendan a menos de 5.000 habitantes si la dispersión geográfica o malas comunicaciones lo hacen aconsejable.

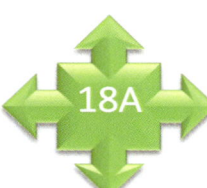

A) Las estructuras fundamentales del Sistema Sanitario, responsables de la gestión unitaria de los centros y establecimientos del Servicio de Salud de la Comunidad Autónoma. La obligación de crear las Áreas de Salud por las comunidades autónomas viene determinada por la **Ley 14/1986, de 25 de abril, General de Sanidad** donde se especifica que estas **áreas de salud** son las estructuras fundamentales del sistema sanitario responsables de gestión unitaria de los centros y establecimientos del servicio de salud de la Comunidad Autónoma en su demarcación territorial, así como de las prestaciones y programas sanitarios que tengan que desarrollar

A) Una unidad básica de acción formada por un grupo de profesionales relacionados con la salud. Cada uno de los profesionales desarrollan funciones propias de su profesión, coordinándose con el resto del equipo para unificar los esfuerzos.

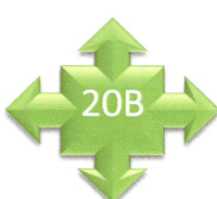

B) Una asociación no jerarquizada de personas con un objetivo común. En 1973, la OMS definió al equipo de salud como una asociación no jerarquizada de personas, con un objetivo común, que es el de promover en cualquier ámbito a los pacientes y familias la atención más integral de salud posible.

¿Qué profesionales forman parte del Equipo de Atención Primaria?

A) Médicos y enfermeras.
B) Médicos generales, pediatras, odontólogos, higienistas dentales, ATS o DUE, matronas, auxiliares de enfermería, farmacéuticos, veterinarios, asistentes sociales, personal administrativo y otros profesionales según disponibilidad.
C) Médicos, enfermeras, higienistas dentales, ATS o DUE, matronas, auxiliares de enfermería y personal administrativo.
D) Solo investigadores médicos.

¿Cómo se organiza la asistencia en el ámbito rural ?

A) Solo en horario de mañana.
B) Solo en hospitales especializados.
C) Solo en horario de tarde.
D) Se reparte entre mañana y tarde, tanto en régimen ordinario como de urgencia.

¿Qué comprende la Atención Primaria con carácter general?

A) Asistencia médica, diagnóstico y prescripción de medicamentos.
B) Lo anterior más cuidados de enfermería e investigación médica.
C) Asistencia sanitaria en consultas, en el domicilio del enfermo, prescripción y realización de pruebas diagnósticas básicas, actividades de educación sanitaria, vacunaciones, exámenes de salud, administración de tratamientos parenterales y curas, y cirugía menor.
D) Solo atención especializada.

¿Qué tipo de atención de urgencia se presta en la Atención Primaria?

A) Ninguna, se remite a centros hospitalarios.
B) En consultas especializadas de urgencias y horario de urgencias del centro.
C) Solo investigación médica.
D) Atención de urgencia en consultas y en el domicilio del enfermo.

Atención en el domicilio del enfermo según Real Decreto 63/1995?

A) Asistencia sanitaria, administración de tratamientos y curas, y atención de urgencia.
B) Administración de curas.
C) Asistencia sanitaria urgente.
D) Administración de tratamientos.

B) Médicos generales, pediatras, odontólogos, higienistas dentales, ATS o DUE, matronas, auxiliares de enfermería, farmacéuticos, veterinarios, asistentes sociales, personal administrativo y otros profesionales según disponibilidad. Esto puede incluir fisioterapeutas, personal de mantenimiento, nutricionistas...

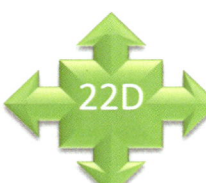

D) Se reparte entre mañana y tarde, tanto en régimen ordinario como de urgencia. En el ámbito rural, la asistencia se reparte entre mañana y tarde, tanto en régimen ordinario como de urgencia. Se establecen turnos rotatorios para la asistencia de urgencia, que estará centralizada en el Centro de Salud e incluirá la realización de noches.

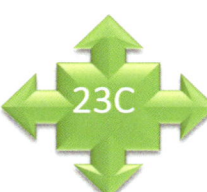

C) Asistencia sanitaria en consultas, en el domicilio del enfermo, prescripción y realización de pruebas diagnósticas básicas, actividades de educación sanitaria, vacunaciones, exámenes de salud, administración de tratamientos parenterales y curas, y cirugía menor.

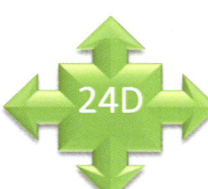

D) Atención de urgencia en consultas y en el domicilio del enfermo. Asegurando una respuesta rápida y adecuada a las necesidades de salud urgentes.

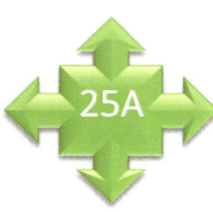

A) Asistencia sanitaria, administración de tratamientos y curas, y atención de urgencia. La atención en el domicilio del enfermo incluye asistencia sanitaria, la administración de tratamientos y curas, y la atención de urgencia, asegurando que los pacientes reciban la atención necesaria en su propio hogar.

¿Qué medidas preventivas se incluyen en la atención buco-dental para la población infantil?

A) Educación para salud bucodental.
B) Aplicación de flúor y sellado de fisuras.
D) Solo extracción de piezas dentales.
D) A y B son correctas.

¿Cuál es un ejemplo de promoción de la salud bucodental?

A) Endodoncias.
B) Extracción de cordales.
C) Fomentar la higiene bucodental en un colectivo.
D) B y C son verdaderas.

Señala la respuesta correcta sobre ejemplos de prevención de la salud bucodental.

A) Son tratamientos restauradores.
B) Son la creación de un programa de administración de fluoruros
C) Colocación de selladores de fosas y fisuras
D) B y C son verdaderas.

¿Qué funciones tiene el higienista dental como profesional educador de salud bucodental?

A) Solo tratamientos curativos.
B) Solo colocación de selladores.
C) Solo administración de fluoruros.
D) Promover la salud, modificar hábitos que conduzcan a enfermedades bucodentales y fomentar la autorresponsabilidad en el individuo.

¿Qué funciones tiene el higienista dental en actividades de prevención?

A) Solo tratamientos curativos.
B) Administración de fluoruros, colocación de selladores, control de la placa bacteriana, control de dieta, Programas de educación para la salud bucodental.
C) Solo educación sanitaria.
D) Acompañar al odontólogo cuando hace educación para la salud bucodental.

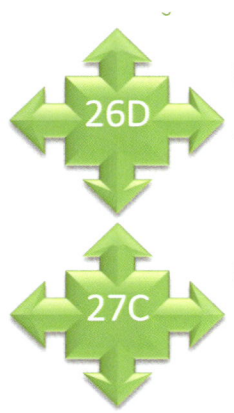

D) A y B son correctas. En la atención buco-dental para la población infantil se incluyen medidas preventivas como la aplicación de flúor y el sellado de fisuras, además de la información y educación en materia de higiene y salud buco-dental, mediante programas de Educación para la salud Bucodental.

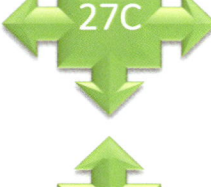

C) Fomentar la higiene bucodental en un colectivo .Un ejemplo de promoción de la salud bucodental es fomentar la higiene bucodental en un colectivo, creando hábitos saludables en la población.

D) B y C son verdaderas. Un ejemplo de prevención de la salud bucodental es la creación de un programa de administración de fluoruros o colocación de selladores de fosas y fisuras, dirigido a toda la población para evitar afecciones bucodentales.

D) Promover la salud, modificar hábitos que conduzcan a enfermedades bucodentales y fomentar la autorresponsabilidad en el individuo. Promover la salud dental con programas de Educación para la Salud de higiene bucal en centros de enseñanza, hospitales, residencia de mayores y cualquier lugar en donde sea necesario educar sobre hábitos saludables en higiene dental. Papel clave, informan y promueven la salud de las personas, educar en hábitos de higiene dental, previenen enfermedades dentales y promueven una buena alimentación. Trabajar en una buena educación bucodental comienza con la incorporación de hábitos saludables en la infancia, y su mantenimiento en las edades siguientes.

B) Administración de fluoruros, colocación de selladores, control de la placa bacteriana, control de dieta, Programas de educación para la salud bucodental. Los higienistas dentales tienen un papel importante en la prevención y control de enfermedades bucodentales, prevención que debe iniciarse con la educación y motivación de los pacientes en la remoción eficaz de la placa dental. Importante concienciar y adiestrar a la población en eliminación de placa interdental, deben saber lo que dice la evidencia científica sobre la importancia de la remoción mecánica de la placa interproximal, qué herramientas son más útiles para el control de la placa interdental en casa, importancia del flúor y cómo comunicar y motivar a los paciente para que introduzcan en su rutina de higiene oral la limpieza de los espacios interdentales e información sobre alimentación libre de azúcares.

¿Qué función tiene el higienista dental en cuanto a consejos sobre ciertos alimentos?

A) La higienista no dan información sobre alimentos.
B) Educar a la población infantil sobre la dieta y su papel en la caries dental, especialmente en programas educativos en las escuelas.
C) La higienista solo se encarga de educación higiene bucodental.
D) Educar a la población infantil sobre la dieta y su papel en la caries dental, especialmente en programas educativos en las escuelas.

¿Cuáles son funciones del higienista dental ?

A) Encargarse del control de la placa bacteriana, educando a los pacientes en técnicas de cepillado y control de placa.
B) Colocar selladores como una técnica de prevención eficaz.
C) Realizar obturaciones en temporales.
D) A y B son verdaderas.

¿Qué ley reconoció la profesión de higienista dental en España?

A) Ley 10/1986.
B) Real Decreto 1595/1994.
C) Real Decreto 537/1995.
D) Ley de resolución de 06/05/2009.

¿Qué funciones puede desarrollar el higienista dental en materia de Salud Pública según el artículo 11.1 del Real Decreto 1594/1994?

A) Aplicar obturaciones en dientes temporales.
B) Recoger datos sobre el estado de la cavidad oral, practicar la educación sanitaria, controlar medidas de prevención y realizar exámenes de salud buco-dental de la comunidad.
C) Recoger datos sobre el estado de la cavidad oral en niños hasta los 15 años.
D) Solo exploración preventiva de la cavidad oral.

¿Cuál es el objetivo principal de las Unidades de Salud Bucodental (USBD)?

A) Realizar cirugías dentales complejas.
B) Proveer apoyo multidisciplinar en salud bucodental.
C) Exodoncias para tratamientos protésicos.
D) Administración de medicamentos.

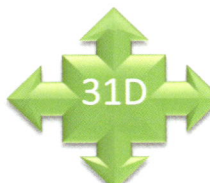

D) Educar a la población infantil sobre la dieta y su papel en la caries dental, especialmente en programas educativos en las escuelas. El higienista dental tiene una función importante en el control de dieta, educando a la población infantil sobre alimentos y su repercusión en la caries dental, a parte de su papel educativo en educación para la salud bucodental (EPS) a nivel individual en la consulta, se desarrollan programas de educación para la salud bucodental, impartidos en centros educativos, siendo los niños de educación de primaria, la edad diana. Estos programas están dentro de la programación del equipo de la Unidad de Salud Bucodental de atención primaria.

D) A y B son verdaderas. La colocación de selladores es una de las técnicas más eficaces de prevención y es una actividad que realiza el higienista dental, incorporada frecuentemente en los programas de salud bucodental, junto a Encargarse del control de la placa bacteriana, educando a los pacientes en técnicas de cepillado y control de placa y educación para la salud bucodental.

A) Ley 10/1986. La Ley 10/1986, de 17 de marzo, sobre Odontólogos y otros profesionales relacionados con la salud dental, reconoció oficialmente la profesión de higienista dental en España. Esta ley puso fin a la falta de legislación específica sobre la configuración y desarrollo de esta profesión, estableciendo sus atribuciones en el campo de la promoción de la salud y la educación sanitaria bucodental.

B) Recoger datos sobre el estado de la cavidad oral, practicar la educación sanitaria, controlar medidas de prevención y realizar exámenes de salud bucodental de la comunidad. En el artículo 11.1 especifica dichas funciones. 1. Recogida de datos acerca del estado de la cavidad oral para su utilización clínica o epidemiológica. 2. Practicar la educación sanitaria de forma individual o colectiva, instruyendo sobre la higiene bucodental y las medidas de control dietético necesarias para la prevención de procesos patológicos bucodentales. 3. Controlar las medidas de prevención que los pacientes realicen. 4. Realizar exámenes de salud bucodental de la comunidad.

B) Proveer apoyo multidisciplinar en salud bucodental. Las USBD están diseñadas para trabajar como un equipo multidisciplinar, compuesto por dentistas e higienistas dentales, en coordinación con otros profesionales del Centro de Salud. Su objetivo es ofrecer un enfoque integral y coordinado en la atención de la salud bucodental.

¿Qué funciones están excluidas para los higienistas dentales según el artículo 11.3 del Real Decreto 1594/1994?

A) Tratamientos preventivos.
B) Realización de procedimientos operatorio restauradores.
C) Educación para la salud bucodental.
D) Todas están excluidas.

¿Cuál o cuáles son funciones técnico-asistenciales que puede desarrollar el higienista dental según el artículo 11.2 del Real Decreto 1594/1994?

A) Colocar y retirar hilos retractores.
B) Aplicar fluoruros tópicos.
C) Colocar selladores de fisuras.
D) Todas son verdaderas.

¿Puede desempeñar un higienista dental funciones epidemiológicas?

A) No es competencia del higienista dental.
B) Puede acompañar a otros profesionales, pero no puede participar.
C) Puede colaborar en estudios epidemiológicos.
D) Puede colaborar pero siempre de forma anónima.

¿Qué establece el Real Decreto 537/1995 sobre los higienistas dentales?

A) Las funciones y competencias en materia de salud buco-dental.
B) La creación de la profesión de higienista dental.
C) La regulación de los salarios de los higienistas dentales.
D) La obligación de trabajar en hospitales.

¿Qué acontecimiento culminó el desarrollo de la profesión de higienista dental en Castilla-La Mancha?

A) La publicación del Real Decreto 1595/1994.
B) La creación del Colegio Profesional de Higienistas Dentales.
C) El establecimiento del título de Técnico Superior en Higiene Bucodental.
D) La promulgación de la Ley 10/1986.

B) Realización de procedimientos operatorio restauradores. Los higienistas dentales dentro de sus funciones excluidas se encuentran: Prescripción de prótesis o tratamientos, dosificación de medicamentos, extensión de recetas, aplicación de anestésicos y realización de procedimientos operatorios o restauradores.

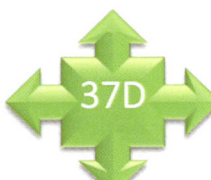

D) Todas son verdaderas. En materia técnico-asistencial, el higienista dental puede desarrollar funciones como aplicar fluoruros tópicos, colocar y retirar hilos retractores, colocar selladores de fisuras, realizar el pulido de obturaciones, colocar y retirar el dique de goma, eliminar cálculos y tinciones dentales, y realizar detartrajes y pulidos.

C) Colaborar en estudios epidemiológicos. Los higienistas dentales pueden colaborar en estudios epidemiológicos, recogiendo datos sobre el estado de la cavidad oral y participando en investigaciones que ayudan a entender y prevenir enfermedades bucodentales a nivel de población.

A) Las funciones y competencias en materia de salud buco-dental. El Real Decreto 537/1995, de 7 de abril, establece las funciones y competencias de los higienistas dentales en el ámbito de la salud buco-dental. Este decreto forma parte del currículum académico de técnico superior en Higiene Dental desarrollado en la LOGSE. Define claramente las responsabilidades y habilidades que deben tener los higienistas dentales, asegurando que estén capacitados para realizar actividades preventivas y técnico-asistenciales en colaboración con odontólogos o médicos estomatólogos.

B) La creación del Colegio Profesional de Higienistas Dentales. En Castilla-La Mancha, el desarrollo de la profesión de higienista dental culminó con la creación del Colegio Profesional de Higienistas Dentales, según la Ley de resolución de 06/05/2009. Este colegio tiene la misión de aglutinar a los profesionales ejercientes, defender sus intereses y velar por los intereses públicos vinculados a la salud bucodental.

¿Cuál de los siguientes elementos NO es un objetivo comúnmente asociado con los sistemas nacionales de salud?

A) Universalización de la Asistencia Sanitaria.
B) Equidad.
C) Privatización de la Asistencia Sanitaria.
D) Gratuidad.

¿Qué puede llevar a un sistema nacional de salud a la quiebra económica?

A) La falta de universalización de la asistencia sanitaria.
B) La falta de equidad en la asistencia sanitaria.
C) La falta de gratuidad en la asistencia sanitaria.
D) La falta de eficiencia en la gestión y el gasto sanitario.

¿Qué aspecto de la calidad en la asistencia sanitaria es una preocupación constante de los profesionales sanitarios?

A) La eficiencia económica.
B) La satisfacción del paciente.
C) La calidad de la atención sanitaria.
D) La innovación tecnológica.

¿Qué principio ético se menciona en relación con el uso de los recursos en la atención sanitaria?

A) Innovación.
B) Justicia.
C) Rentabilidad.
D) Competitividad.

¿Qué se requiere para que los cuidados a los pacientes sean considerados de calidad según los profesionales sanitarios?

A) Que sean prestados con rapidez.
B) Que sean apropiados a las necesidades de los pacientes.
C) Que sean innovadores.
D) Que sean económicos.

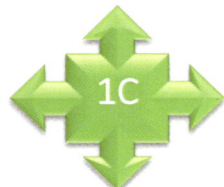

C) Privatización de la Asistencia Sanitaria. Los sistemas nacionales de salud suelen enfocarse en la universalización, equidad y gratuidad de los servicios sanitarios para garantizar que todos los ciudadanos tengan acceso a la atención médica sin discriminación y sin costos prohibitivos. La privatización, en cambio, implica la gestión y provisión de servicios por entidades privadas, lo cual no es un objetivo típico de los sistemas públicos de salud.

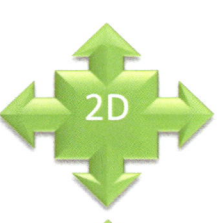

D) La falta de eficiencia en la gestión y el gasto sanitario. La eficiencia en la gestión y el gasto sanitario es crucial para la sostenibilidad económica de un sistema de salud. Sin una gestión eficiente, los recursos pueden ser mal utilizados, llevando a un aumento innecesario de los costos y, eventualmente, a problemas financieros graves.

C) La calidad de la atención sanitaria. La calidad de la atención sanitaria es fundamental para los profesionales de la salud, ya que afecta directamente el bienestar de los pacientes. Proporcionar atención de alta calidad implica seguir prácticas seguras y efectivas que mejoren los resultados de salud de los pacientes.

B) Justicia. El principio ético de justicia se menciona en el texto en relación con el buen uso de los recursos en la atención sanitaria. Este principio busca garantizar la igualdad de oportunidades y la equidad en el acceso a los servicios sanitarios, asegurando que todos los grupos de usuarios tengan acceso a la atención necesaria.

B) Que sean apropiados a las necesidades de los pacientes. Los profesionales sanitarios definen la calidad en términos científico-técnicos, indicando que los cuidados deben ser apropiados a las necesidades de los pacientes y prestados correctamente, con habilidad, oportunidad y experiencia. Esto asegura que los pacientes reciban la atención adecuada basada en el estado actual del conocimiento médico.

¿Qué atributo de la calidad en la asistencia sanitaria se menciona en relación con las necesidades de poblaciones o grupos de usuarios?

A) Innovación.
B) Accesibilidad.
C) Rentabilidad.
D) Competitividad.

¿Qué significa el término "igualdad" en el contexto de la calidad en la asistencia sanitaria?

A) Distribución equitativa de recursos.
B) No discriminar a ninguna persona de la comunidad afectada.
C) Eficiencia en el uso de recursos.
D) Eficacia en condiciones reales.

¿Cómo se define la "eficacia" en el contexto de la calidad en la asistencia sanitaria?

A) Grado de consecución de un objetivo sin tener en cuenta elementos de coste.
B) Grado de consecución de un objetivo al mínimo coste posible.
C) Medida en que una atención sanitaria mejora el estado de salud en condiciones reales.
D) Relación entre el valor añadido real de un servicio y su coste de producción.

¿Qué término se utiliza para describir la eficacia en condiciones reales?

A) Igualdad.
B) Eficiencia.
C) Efectividad.
D) Equidad.

¿Cuál es la relación entre el valor añadido real de un servicio y su coste de producción?

A) Igualdad.
B) Eficiencia.
C) Eficacia.
D) Efectividad.

B) Accesibilidad. La accesibilidad a los servicios es mencionada como un atributo de la calidad en la asistencia sanitaria, especialmente en el contexto de las necesidades de poblaciones o grupos de usuarios. La accesibilidad garantiza que todos los individuos, independientemente de su situación, puedan acceder a los servicios sanitarios necesarios.

B) No discriminar a ninguna persona de la comunidad afectada. Igualdad en el contexto de la calidad en la asistencia sanitaria significa no discriminar a ninguna persona de la comunidad afectada y garantizar que todos los posibles usuarios tengan acceso al sistema sanitario. Se valora la accesibilidad del usuario que es beneficiario del procedimiento, programa o servicio que se presta.

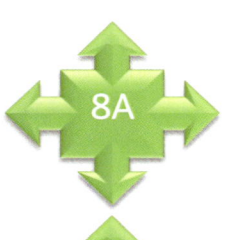

A) Grado de consecución de un objetivo sin tener en cuenta elementos de coste. La eficacia se define como el grado de consecución de un objetivo sin tener en cuenta elementos de coste. Es una medida de cómo se alcanzan los objetivos establecidos, independientemente de los recursos utilizados.

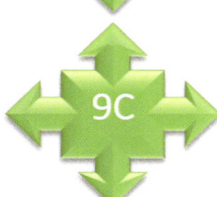

C) Efectividad. La efectividad se refiere a la eficacia en condiciones reales. Es la medida en que una determinada atención sanitaria mejora el estado de salud de un individuo o de la población concreta que la recibe, considerando las condiciones prácticas en las que se presta la atención.

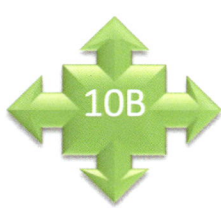

B) Eficiencia. La eficiencia se define como el grado de consecución de un objetivo al mínimo coste posible. Es la relación entre el valor añadido real de un servicio o programa y su coste de producción. Un servicio es más eficiente si consigue el mismo valor añadido con menos recursos o si con los mismos recursos consigue mayor valor añadido.

¿Qué órgano se considera el principal instrumento de cohesión dentro del Sistema Nacional de Salud según la Ley 16/2003?

A) El Ministerio de Sanidad.
B) El Consejo Interterritorial del SNS.
C) La Alta Inspección.
D) El Instituto Nacional de la Salud.

¿Cuál es la función principal de la Agencia de Calidad del Sistema Nacional de Salud según el artículo 60?

A) Gestionar los recursos humanos del SNS.
B) Elaborar y mantener los elementos de la infraestructura de calidad.
C) Coordinar la atención primaria en las CCAA.
D) Supervisar la formación universitaria en salud.

¿Qué característica debe cumplir la evaluación externa de la calidad y seguridad de los centros sanitarios según el artículo 62?

A) Ser realizada exclusivamente por organismos públicos.
B) Ser voluntaria y sin certificación oficial.
C) Ser independiente y realizada por entidades acreditadas.
D) Ser anual y gestionada por el Senado.

¿Cuál es el objetivo principal de la Técnica Delphi en el ámbito sanitario?

A) Realizar diagnósticos clínicos a distancia.
B) Obtener consenso entre expertos mediante encuestas estructuradas.
C) Evaluar la satisfacción del paciente en tiempo real.
D) Aplicar tratamientos innovadores en grupos de control.

¿Qué tipo de evaluación puede realizarse en un centro sanitario sin previo aviso?

A) Acreditación
B) Evaluación interna
C) Auditoría
D) Inspección voluntaria

B) El Consejo Interterritorial del SNS. El Consejo Interterritorial del SNS es el órgano básico de cohesión, dotado de mayor agilidad en la toma de decisiones y en la búsqueda de consensos entre las distintas comunidades autónomas. Aunque la Alta Inspección tiene funciones de seguimiento, no es el órgano principal de cohesión.

B) Elaborar y mantener los elementos de la infraestructura de calidad. La Agencia de Calidad del SNS, dependiente del Ministerio de Sanidad, tiene como función principal elaborar, mantener y difundir los elementos que componen la infraestructura de calidad. La gestión de recursos humanos no es su competencia directa. La coordinación de la atención primaria corresponde a otros órganos. La formación universitaria no está bajo su responsabilidad.

C) Ser independiente y realizada por entidades acreditadas. La ley establece que la evaluación externa debe ser periódica, independiente y realizada por instituciones públicas o privadas acreditadas por la Agencia de Calidad del SNS. También pueden participar empresas privadas, no solo organismos públicos, se emiten certificados válidos para todo el SNS y el Senado solo recibe informes, no gestiona las evaluaciones.

B) Obtener consenso entre expertos mediante encuestas estructuradas. La Técnica Delphi se utiliza para recoger opiniones de expertos de forma ordenada y estructurada, con el fin de llegar a un consenso sobre un tema determinado. No se trata de una herramienta diagnóstica ya que no mide satisfacción en tiempo real, sino que trabaja con opiniones por correo y no se aplica a tratamientos clínicos, sino a la recogida y análisis de opiniones.

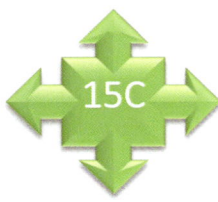

C) Auditoría. La auditoría es un procedimiento de evaluación externa que puede ser realizado por instituciones públicas o privadas acreditadas. Se caracteriza por su carácter obligatorio y por poder llevarse a cabo sin previo aviso, lo que permite verificar de forma espontánea y objetiva el cumplimiento de los estándares de calidad y seguridad en los centros sanitarios.

¿Qué atributo de la calidad asistencial se enfoca en minimizar los riesgos para el paciente?

A) Uso racional de los recursos asistenciales.
B) Contenidos científicos y técnicos correctos.
C) Mínimos riesgos para el paciente.
D) Satisfacción del paciente y su familia.

¿Qué se busca garantizar con el principio ético de justicia en la asistencia sanitaria?

A) La innovación tecnológica constante.
B) La rentabilidad de los servicios sanitarios.
C) La igualdad de oportunidades y la equidad en el acceso a los servicios.
D) La competitividad entre los proveedores de servicios sanitarios.

¿Cuál es un ejemplo de ser "eficiente" en el programa de salud?

A) Reducir el número de embarazos no deseados en un 30%.
B) Utilizar recursos de bajo coste para implementar el programa.
C) Documentar el programa de salud por escrito.
D) Evaluar los resultados al final del año.

¿Qué busca la evaluación de calidad asistencial en los centros sanitarios?

A) Determinar el coste económico de los servicios
B) Comparar la situación real con estándares previamente fijados
C) Medir la satisfacción del personal sanitario
D) Establecer sanciones por incumplimiento

¿Qué representa el concepto de "coste-oportunidad"?

A) El valor perdido de la mejor alternativa posible.
B) El coste total de una intervención.
C) El beneficio obtenido de una intervención.
D) La cantidad de recursos utilizados en una intervención.

C) Mínimos riesgos para el paciente. Uno de los contenidos esenciales de la calidad asistencial es minimizar los riesgos para el paciente asociados al ejercicio clínico. Esto implica implementar prácticas seguras y efectivas que reduzcan la probabilidad de eventos adversos durante la atención sanitaria.

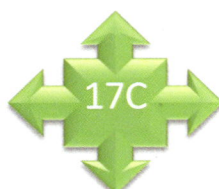

C) La igualdad de oportunidades y la equidad en el acceso a los servicios. El principio ético de justicia en la asistencia sanitaria busca garantizar la igualdad de oportunidades y la equidad en el acceso a los servicios. Esto significa que todos los individuos, independientemente de su situación económica, social o cultural, deben tener acceso a la atención sanitaria necesaria.

B) Utilizar recursos de bajo coste para implementar el programa. Ser eficiente implica llevar a cabo el programa de salud utilizando los recursos disponibles de manera óptima y con el mínimo coste posible. Esto incluye el uso de espacios físicos existentes, folletos informativos y material fungible de bajo coste.

B) Comparar la situación real con estándares previamente fijados. La evaluación de calidad asistencial es un proceso sistemático que tiene como finalidad comprobar si las actividades realizadas en un centro sanitario se ajustan a unos criterios previamente establecidos. Esta comparación permite emitir una valoración objetiva sobre el nivel de calidad y aplicar mejoras si se detectan desviaciones respecto a los estándares definidos.

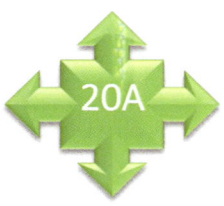

A) El valor perdido de la mejor alternativa posible.
El coste-oportunidad representa el valor perdido de la mejor alternativa posible cuando se elige realizar una intervención para atender una necesidad determinada. Es el resultado positivo que se obtendría si se actuara sobre otra necesidad en lugar de la elegida.

¿Qué se compara al medir la calidad?

A) Una situación deseable con la realidad.
B) La teoría con la práctica.
C) Los resultados de diferentes estudios.
D) La opinión de expertos con la bibliografía reciente.

¿Qué es un estándar en la medición de la calidad?

A) Un indicador de problemas de calidad.
B) Un nivel concreto de aplicación de un criterio.
C) Un aspecto relevante de la atención sanitaria.
D) Una práctica asistencial ideal.

¿Qué son los criterios en la medición de la calidad?

A) Niveles mínimos de cumplimiento.
B) Indicadores de problemas de calidad.
C) Experiencias alcanzadas en situaciones típicas.
D) Aspectos relevantes de la atención sanitaria.

¿Qué tipo de estándar pretende igualar la práctica asistencial aceptable con la mejor práctica imaginable?

A) Empírico.
B) Ideal.
C) Indicador.
D) Centinela.

¿Qué significa seguridad del paciente?

A) Ausencia de peligro.
B) Ausencia de daño innecesario o daño potencial asociado a la atención sanitaria.
C) Reducción de costos en la atención.
D) Implementación de nuevas tecnologías.

A) Una situación deseable con la realidad. Al medir la calidad, se compara una situación definida como deseable con la realidad. Esto permite identificar problemas, analizar sus causas, proponer soluciones y verificar si estas han sido útiles para mejorar la situación inicial.

B) Un nivel concreto de aplicación de un criterio. Un estándar es un nivel concreto de aplicación de un criterio, normalmente aceptado como deseable y posible antes de realizar el estudio. Representa el nivel mínimo de cumplimiento que debe tener un criterio para considerar aceptable el nivel de calidad.

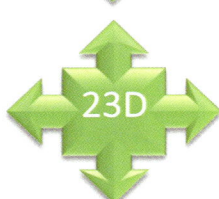

D) Aspectos relevantes de la atención sanitaria. Los criterios son aquellos aspectos relevantes de la atención sanitaria cuya presencia o ausencia se equipara a la presencia o ausencia de calidad. Por ejemplo, incluir una radiografía de tórax en el estudio inicial de un paciente con EPOC.

B) Ideal. Los estándares ideales pretenden igualar la práctica asistencial aceptable con la mejor práctica imaginable o aquella que se considere alcanzable en las mejores circunstancias posibles.

B) Ausencia de daño innecesario o daño potencial asociado a la atención sanitaria. Seguridad del paciente se refiere a la ausencia, para un paciente, de daño innecesario o daño potencial asociado a la atención sanitaria. Esto implica que los servicios de salud deben ser proporcionados de manera que minimicen los riesgos y eviten cualquier daño que no sea necesario. La seguridad del paciente es un aspecto crucial de la calidad de la atención sanitaria y debe ser prioritario en cualquier sistema de salud.

¿Qué es un evento adverso?

A) Un incidente que no llegó a causar daño.
B) Un incidente que mejora la salud del paciente.
C) Un incidente que produce daño al paciente.
D) Un incidente que reduce los costos de la atención.

¿Qué se entiende por resiliencia?

A) La capacidad de reducir los costos de la atención.
B) La capacidad de formar continuamente a los profesionales de la salud.
C) El grado en el que un sistema previene, detecta, mitiga o mejora continuamente peligros o incidentes.
D) El grado en el que un sistema actúa para reducir continuamente accidentes.

¿Qué se entiende por análisis de las causas profundas?

A) Proceso sistemático y reiterativo para identificar los factores que contribuyen a un incidente.
B) Proceso espontáneo y temporal para identificar los factores que contribuyen a un incidente.
C) Proceso para implementar nuevas tecnologías.
D) Proceso para actualizar en formación a los profesionales de la salud.

¿Qué tipo de resultados incluyen factores como hábitos, genética y medio ambiente?

A) Resultados específicos.
B) Resultados de proceso.
C) Resultados de estructura.
D) Resultados genéricos.

¿Qué problema se origina debido a la influencia de factores independientes de la asistencia en los resultados?

A) Problema de estructura.
B) Problema de proceso.
C) Problema de atribución.
D) Problema de resultado.

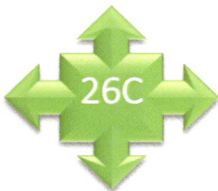

C) Un incidente que produce daño al paciente. Un evento adverso es un incidente que produce daño al paciente. Esto puede incluir errores médicos, complicaciones durante el tratamiento o cualquier otro evento que resulte en una alteración estructural o funcional del organismo del paciente. Identificar y prevenir eventos adversos es fundamental para mejorar la seguridad y la calidad de la atención sanitaria.

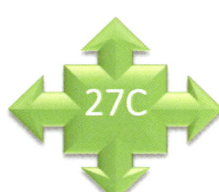

C) El grado en el que un sistema previene, detecta, mitiga o mejora continuamente peligros o incidentes. Resiliencia se refiere al grado en el que un sistema previene, detecta, mitiga o mejora continuamente peligros o incidentes. Un sistema de salud resiliente es capaz de adaptarse y responder eficazmente a los desafíos y riesgos, asegurando que los pacientes reciban una atención segura y de alta calidad. La resiliencia es esencial para mantener la calidad y la seguridad en la atención sanitaria.

A) Proceso sistemático y reiterativo para identificar los factores que contribuyen a un incidente. Análisis de las causas profundas es un proceso sistemático y reiterativo mediante el cual se identifican los factores que contribuyen a un incidente, reconstruyendo la secuencia cronológica de los sucesos y preguntándose repetidamente por qué, hasta que se hayan elucidado las causas profundas subyacentes. Este análisis es fundamental para entender los problemas y desarrollar estrategias efectivas para prevenir futuros incidentes.

D) Resultados genéricos. Los resultados genéricos incluyen factores como hábitos, genética y medio ambiente. Estos resultados son estimaciones del estado de salud en el que el sistema de cuidados es uno de los factores determinantes, pero no el único. Por lo tanto, no deben identificarse directamente con la calidad de la asistencia sanitaria.

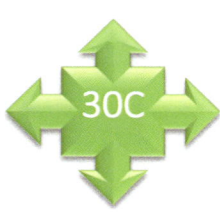

C) Problema de atribución. El problema de atribución se origina debido a la influencia de factores independientes de la asistencia, como los genéticos, psicológicos o sociales, en los resultados. Esto dificulta la identificación de la asistencia específica responsable de un resultado, ya que la relación entre el proceso y el resultado no es perfectamente conocida y tiene una naturaleza probabilística.

¿Qué se entiende por "criterio" según la terminología de la Joint Commission?

A) Medida cuantitativa para evaluar la calidad.
B) Nivel mínimo aceptable de calidad.
C) Condición que debe cumplir la práctica clínica para ser considerada de calidad.
D) Porcentaje de pacientes que inician rehabilitación precoz.

¿Qué se entiende por Calidad Total en Odontología?

A) La calidad total es un sistema estratégico integrado para lograr la satisfacción.
B) La calidad total plantea la necesidad de una nueva manera de pensar.
C) La A es correcta.
D) A y B son correctas.

¿Qué es calidad de la atención adecuada?

A) Grado en que los servicios de asistencia sanitaria aumentan la probabilidad de lograr los resultados que se buscan en la salud de los pacientes.
B) Grado en que los servicios de asistencia sanitaria reducen la probabilidad de obtener efectos no deseados.
C) Cuando los riesgos y molestias derivados del tratamiento son menores que los beneficios obtenidos por dicho tratamiento.
D) Todas son verdaderas.

Dentro de las características de una buena atención médica nos encontramos:

A) La buena relación médica coordina los diferentes tipos de servicios médicos.
B) La buena atención médica trata al individuo como un todo.
C) La buena atención médica funciona en coordinación con el trabajo social.
D) Todas son verdaderas.

¿A qué llamamos factor atenuante?

A) Acción o circunstancia que impide o modera la evolución de un incidente hacia la provocación de un daño al paciente.
B) Repercusiones para el paciente que son total o parcialmente atribuibles a un incidente.
C) Repercusiones para el paciente que son total o parcialmente atribuibles a un incidente **D)** Medida adoptada o circunstancia alterada para mejorar o compensar cualquier daño derivado de un incidente.

C) La condición que debe cumplir la práctica clínica para ser considerada de calidad. En terminología de la Joint Commission, un criterio es condición que debe cumplir la práctica clínica para ser considerada de calidad. Implica que la práctica debe alcanzar ciertos niveles esperados de éxito o cumplir con especificaciones específicas para ser evaluada como de calidad. Este criterio establece un objetivo claro y medible para la calidad de la atención.

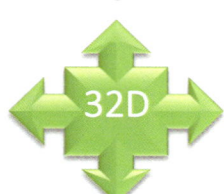

D) A y B son correctas. Calidad total plantea la necesidad de una nueva manera de pensar, parte del siguiente principio: "la calidad es un problema de todos". No es privativo de un departamento, por más que se llame de calidad, o de un especialista. Calidad total es un sistema estratégico integrado para lograr la satisfacción del paciente que abarca a todos los gerentes y empleados y utiliza métodos cuantitativos para mejorar continuamente los procesos de una organización (Gilmore CM, Moraes Novaes H, 1996).

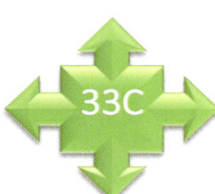

C) Cuando los riesgos y molestias derivados del tratamiento son menores que los beneficios obtenidos por dicho tratamiento. Calidad de la atención adecuada: Se puede calificar la calidad de la atención como adecuada cuando los riesgos y molestias derivados del tratamiento de un problema determinado son menores que los beneficios obtenidos por dicho tratamiento, y cuando su costo relativo es menor que el de tratamientos alternativos con iguales resultados (Raquel Fleishman, 1992).

D) Todas son verdaderas. Buena atención médica (Lee IR, Jones LW, 1933) 1. La atención sanitaria correcta se limita a la práctica racional de la medicina, sustentada en las ciencias médicas. 2. Una buena atención médica enfatiza la prevención. 3. La buena atención médica exige una cooperación inteligente entre el público general y los profesionales de la medicina científica. 4. La buena atención médica trata al individuo como un todo. 5. Una buena atención médica mantiene una relación personal cercana y continua entre médico y paciente. 6. La buena atención médica funciona en coordinación con el trabajo social. 7. La buena relación médica coordina los diferentes tipos de servicios médicos. 8. Buena atención médica significa que todos los servicios de la medicina científica moderna pueden ser aplicados a las necesidades de salud de todas las persona.

A) Acción o circunstancia que impide o modera la evolución de un incidente hacia la provocación de un daño al paciente. Factor atenuante, Es cualquier acción o circunstancia que reduce la gravedad o el impacto de un incidente. En el contexto de la seguridad del paciente, esto significa que el factor atenuante ayuda a prevenir que el incidente cause daño o a minimizar el daño potencial.

¿Quiénes son responsables de elaborar los planes de calidad del SNS?

A) El Ministerio de Sanidad y Consumo y los órganos competentes de las CCAA.
B) El Senado.
C) La Agencia de Calidad del SNS.
D) El Observatorio del SNS.

¿A quién debe informar el Ministerio de Sanidad y Consumo sobre el cumplimiento de los planes de calidad del SNS?

A) A las CCAA.
B) Al Senado.
C) Al Consejo Interterritorial del SNS.
D) A la Agencia de Calidad del SNS.

¿Qué tipo de evaluación fomentarán el Ministerio de Sanidad y Consumo y los órganos competentes de las CCAA?

A) Evaluación interna.
B) Evaluación externa y periódica.
C) Evaluación ocasional.
D) Evaluación por parte del Senado.

¿Quién acreditará a las instituciones públicas y empresas privadas para realizar auditorías?

A) El Senado.
B) El Ministerio de Sanidad y Consumo.
C) La Agencia de Calidad del SNS.
D) El Observatorio del SNS.

¿Quiénes ejercerán las funciones de la Alta Inspección?

A) Los órganos del Estado competentes en materia de sanidad.
B) Los funcionarios de las CCAA.
C) El Senado.
D) La Agencia de Calidad del SNS.

A) El Ministerio de Sanidad y Consumo y los órganos competentes de las CCAA. Son los encargados de elaborar periódicamente los planes de calidad del Sistema Nacional de Salud (SNS) en el seno del Consejo Interterritorial del SNS. Estos planes contienen los objetivos de calidad prioritarios para el período correspondiente.

B) Al Senado. El Ministerio de Sanidad y Consumo debe dar cuenta al Senado del cumplimiento de los planes de calidad del SNS. Esto implica que el Senado tiene un papel de supervisión y control sobre la implementación y cumplimiento de estos planes.

B) Evaluación externa y periódica. El Ministerio de Sanidad y Consumo y los órganos competentes de las CCAA fomentarán la evaluación externa y periódica de la calidad y la seguridad de los centros y servicios sanitarios mediante auditorías realizadas por instituciones públicas o empresas privadas. Esta evaluación garantiza una revisión independiente de los estándares de calidad y seguridad.

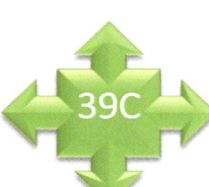

C) La Agencia de Calidad del SNS. La Agencia de Calidad del SNS es la encargada de acreditar a las instituciones públicas y empresas privadas competentes para realizar las auditorías. Esta acreditación se realiza siguiendo los criterios acordados en el seno del Consejo Interterritorial del SNS, asegurando que las auditorías sean válidas para todo el SNS.

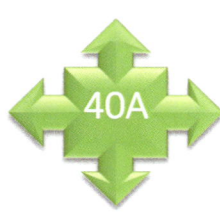

A) Los órganos del Estado competentes en materia de sanidad. Las funciones de la Alta Inspección se ejercerán por los órganos del Estado competentes en materia de sanidad. Esto implica que la responsabilidad recae en las entidades estatales encargadas de la salud pública.

¿Qué permite conocer la Técnica Delphi?

A) La calidad de los recursos físicos.
B) La satisfacción del usuario mediante encuestas anónimas.
C) Una serie de opiniones y pareceres de personas de forma ordenada.
D) La metodología aplicada en la atención sanitaria.

¿Qué es un grupo focal?

A) Un método cualitativo en el que se reúne a una serie de participantes para hablar sobre un determinado asunto.
B) Un método cuantitativo para medir la satisfacción del usuario.
C) Un procedimiento para evaluar la calidad de los recursos físicos.
D) Un sistema de auditoría externa.

¿Qué característica de la calidad es más destacable desde el punto de vista de los gestores?

A) La accesibilidad a los servicios.
B) La satisfacción del usuario.
C) La eficiencia en el uso de recursos.
D) La calidad científico-técnica.

¿Quiénes elaborarán periódicamente los planes de calidad del SNS?

A) El Senado y el Congreso.
B) El Ministerio de Sanidad y Consumo y los órganos competentes de las CCAA.
C) La Agencia de Calidad del SNS.
D) Las instituciones públicas y empresas privadas.

¿Qué diferencia hay entre las auditorías y la acreditación?

A) Las auditorías son voluntarias y la acreditación es impuesta.
B) Las auditorías son impuestas y la acreditación es voluntaria.
C) Las auditorías son internas y la acreditación es externa.
D) Las auditorías son realizadas por usuarios y la acreditación por profesionales.

C) Una serie de opiniones y pareceres de personas de forma ordenada. La Técnica Delphi permite conocer de forma ordenada una serie de opiniones y pareceres de personas mediante sus respuestas a preguntas abiertas enviadas por correo. Este método facilita la recopilación y análisis de opiniones diversas.

A) Un método cualitativo en el que se reúne a una serie de participantes para hablar sobre un determinado asunto. Un grupo focal es un método cualitativo en el que se reúne a una serie de participantes para hablar sobre un determinado asunto. Este método es valioso para la detección de problemas de calidad y la planificación de los servicios.

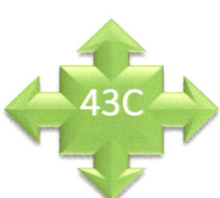

C) La eficiencia en el uso de recursos. Desde el punto de vista de la gestión, la característica más destacable de la calidad es la eficiencia, es decir, la capacidad de conseguir los mismos objetivos con menor coste, lo que permite destinar más recursos a otras necesidades asistenciales.

B) El Ministerio de Sanidad y Consumo y los órganos competentes de las CCAA. Tanto el Ministerio de Sanidad y Consumo como los órganos competentes de las Comunidades Autónomas elaborarán periódicamente en el seno del Consejo Interterritorial del Sistema Nacional de Salud, planes de calidad del SNS que contendrán los objetivos de calidad prioritarios para el período correspondiente.

B) Las auditorías son impuestas y la acreditación es voluntaria. Las auditorías son impuestas y no son voluntarias como ocurre con la acreditación. Un centro sanitario puede ser auditado sin previo aviso, mientras que la acreditación se solicita de forma voluntaria.

¿Quién puede ordenar las auditorías en los centros sanitarios?

A) Los propios empleados del centro.
B) La Agencia de Calidad del SNS.
C) Los pacientes del centro.
D) El Ministerio de Sanidad y Consumo o los Servicios de Salud.

¿Qué tipo de evaluación se realiza en las auditorías?

A) Evaluación interna y directa.
B) Evaluación externa e indirecta.
C) Evaluación por parte de los usuarios.
D) Evaluación externa e indirecta.

¿Quiénes llevan a cabo las auditorías internas en los centros sanitarios?

A) Miembros de la propia institución evaluada.
B) Expertos ajenos a la institución.
C) Pacientes del centro.
D) El Ministerio de Sanidad y Consumo.

¿Cuál es el objetivo de la acreditación asistencial?

A) Reconocer la capacidad para impartir enseñanza en el centro evaluado.
B) Reconocer públicamente y profesionalmente que los servicios sanitarios prestados son de calidad.
C) Facilitar la evaluación interna del centro.
D) Aumentar la eficiencia en el uso de recursos.

¿Qué áreas identificadas serán objeto de seguimiento por la Alta Inspección en la lucha contra el fraude?

A) Áreas de investigación médica.
B) Áreas susceptibles de generar bolsas de fraude en prestaciones.
C) Áreas de construcción de nuevas infraestructuras.
D) Áreas de formación del personal sanitario.

D) El Ministerio de Sanidad y Consumo o los Servicios de Salud. Las auditorías pueden ser ordenadas por el Ministerio de Sanidad y Consumo o los Servicios de Salud a cualquier centro sanitario, ya sea del ámbito público o privado. También los propios centros sanitarios pueden realizar auditorías internas.

B) Evaluación externa e indirecta. Las auditorías consisten en un método de evaluación externa e indirecta en el que se revisan los protocolos y registros de la actividad asistencial. Esto proporciona una visión retrospectiva de cómo se realizó la práctica y cómo quedó documentada.

A) Miembros de la propia institución evaluada. Las auditorías internas son realizadas por miembros de la propia institución evaluada. Estos individuos revisan protocolos, historias clínicas y otros registros escritos para mejorar la calidad asistencial.

B) Reconocer públicamente y profesionalmente que los servicios sanitarios prestados son de calidad. La acreditación asistencial tiene como objetivo reconocer públicamente y profesionalmente que los servicios sanitarios prestados en una institución son de calidad. Esto proporciona un reconocimiento de que el centro cumple con los estándares de calidad establecidos.

B) Áreas susceptibles de generar bolsas de fraude en prestaciones. La Alta Inspección realizará el seguimiento, desde los ámbitos sanitarios, de la lucha contra el fraude en el Sistema Nacional de Salud, tanto en materia de incapacidad temporal como en programas que se puedan promover en relación con áreas identificadas como susceptibles de generar bolsas de fraude en prestaciones o que supongan desviaciones de marcada incidencia económica.

¿Qué órgano fue creado por la Ley 14/1986 para coordinar entre las CCAA y la Administración General del Estado?

A) El Ministerio de Sanidad.
B) El Consejo Interterritorial del Sistema Nacional de Salud (CISNS).
C) La Agencia Española de Medicamentos y Productos Sanitarios.
D) El Instituto Nacional de Gestión Sanitaria.

¿Cuál es el objetivo principal de la Ley 16/2003 de cohesión y calidad del SNS?

A) Aumentar el presupuesto sanitario para las comunidades autónomas.
B) Reducir las desigualdades en salud entre las distintas comunidades autónomas.
C) Privatizar los servicios sanitarios para mejorar la eficiencia.
D) Mejorar la tecnología médica en los hospitales públicos.

¿Qué establece el Real Decreto 1030/2006 en relación con la salud bucodental?

A) La privatización de los servicios odontológicos en las comunidades autónomas.
B) La creación de nuevos hospitales dentales en cada comunidad autónoma.
C) La cartera de servicios comunes y el procedimiento para su actualización.
D) La eliminación de los programas de salud oral en las escuelas.

¿Qué actividades comprende la cartera de servicios básicos y comunes del SNS según el Real Decreto 1030/2006?

A) Solo actividades diagnósticas.
B) Actividades asistenciales, diagnósticas y terapéuticas.
C) Solo actividades terapéuticas.
D) Actividades de promoción de la salud únicamente.

¿Cuál de las siguientes NO es una medida preventiva y asistencial para la población infantil según el Real Decreto 1030/2006?

A) Aplicación de flúor tópico.
B) Instruir sobre técnicas de cepillado dental.
C) Tratamientos ortodóncicos.
D) Sellados de fisuras.

B) El Consejo Interterritorial del Sistema Nacional de Salud (CISNS). La Ley 14/1986 creó el CISNS como órgano coordinador entre las Comunidades Autónomas (CCAA) y la Administración General del Estado. Este consejo está presidido por el ministro de sanidad e integrado por todos los consejeros de salud de las distintas comunidades, y su función es asegurar la coordinación y cohesión del Sistema Nacional de Salud.

B) Reducir las desigualdades en salud entre las distintas comunidades autónomas. La Ley 16/2003 fue creada para intentar corregir las diferencias en la cartera de servicios de las distintas comunidades dentro del territorio nacional, con el objetivo de reducir las desigualdades en salud y garantizar la equidad y cohesión del Sistema Nacional de Salud. Esta ley busca asegurar que todos los ciudadanos tengan acceso a servicios sanitarios de calidad, independientemente de la comunidad autónoma en la que residan.

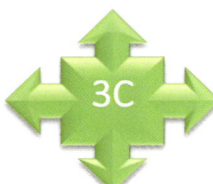

C) La cartera de servicios comunes y el procedimiento para su actualización. El Real Decreto 1030/2006 establece la cartera de servicios comunes y el procedimiento para su actualización, con el fin de armonizar el panorama autonómico en lo que respecta a la salud bucodental. Esta legislación de mínimos busca garantizar que todas las comunidades autónomas ofrezcan un nivel básico de servicios odontológicos, reduciendo así las disparidades y asegurando una atención más equitativa en todo el país.

B) Actividades asistenciales, diagnósticas y terapéuticas. El Real Decreto 1030/2006 establece que la cartera de servicios básicos y comunes del SNS comprende actividades asistenciales, diagnósticas y terapéuticas, así como aquellas de promoción de la salud, educación sanitaria y acciones preventivas dirigidas a la atención bucodental.

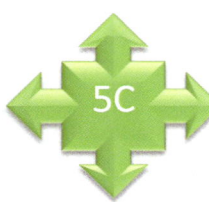

C) Tratamientos ortodóncicos. Las medidas preventivas y asistenciales para la población infantil incluyen la aplicación de flúor tópico, obturaciones y sellados de fisuras. Sin embargo, los tratamientos ortodóncicos están excluidos de la atención bucodental básica.

¿Qué tipo de tratamientos están excluidos de la atención bucodental básica?

A) Tratamiento de procesos agudos odontológicos
B) Exploración preventiva de la cavidad oral a mujeres embarazadas
C) Tratamiento reparador de la dentición temporal
D) Medidas preventivas para la población infantil

¿Qué se incluye en la atención bucodental para personas con discapacidad según el Real Decreto 1030/2006?

A) Solo tratamientos estéticos.
B) Tratamientos sedativos para facilitar la atención bucodental.
C) Implantes.
D) Tratamientos ortodóncicos.

¿Cuál es el objetivo principal del Real Decreto 111/2008?

A) Privatizar los servicios odontológicos.
B) Crear nuevas unidades de salud bucodental.
C) Asegurar la equidad en el acceso a las prestaciones de salud bucodental infantil.
D) Eliminar los programas de salud bucodental.

¿Cuál de las siguientes afirmaciones sobre el modelo PADI es correcta?

A) Se basa en una financiación privada.
B) Solo incluye dentistas del sistema de salud público.
C) Utiliza un sistema de pago por capitación.
D) No tiene protocolos clínicos explícitos.

¿Cuál de las siguientes comunidades autónomas utiliza el modelo mixto de provisión de servicios odontológicos?

A) Asturias.
B) Murcia.
C) Navarra.
D) Castilla y León.

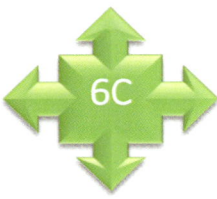

C) Tratamiento reparador de la dentición temporal. Ciertos tratamientos están excluidos de la atención bucodental básica, como el tratamiento reparador de la dentición temporal, tratamientos ortodóncicos, exodoncias de piezas sanas, tratamientos con finalidad exclusivamente estética y la realización de pruebas complementarias para fines distintos de las prestaciones contempladas como financiables por el SNS.

B) Tratamientos sedativos para facilitar la atención bucodental. En el caso de personas con discapacidad que no pueden mantener el autocontrol necesario para una adecuada atención de su salud bucodental, se les facilitarán tratamientos sedativos para garantizar la correcta realización de los servicios necesarios.

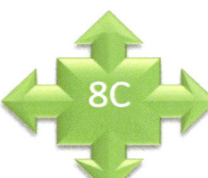

C) Asegurar la equidad en el acceso a las prestaciones de salud bucodental infantil. El Real Decreto 111/2008 proponía la suscripción de convenios voluntarios para extender el Plan de Salud Bucodental Infantil a toda España, con el objetivo de asegurar la equidad en el acceso a las prestaciones para todos los niños y niñas, independientemente de la comunidad en la que residieran.

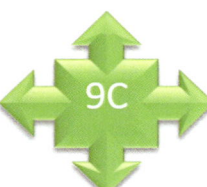

C) Utiliza un sistema de pago por capitación . (reparto de tributos y contribuciones de manera equitativa entre las personas) El modelo PADI se asienta en cuatro pilares fundamentales, uno de los cuales es el sistema de pago por capitación. Además, se basa en una financiación pública, provisión mixta (dentistas del sistema de salud público y concertados de libre elección) y protocolos clínicos explícitos para garantizar el enfoque preventivo.

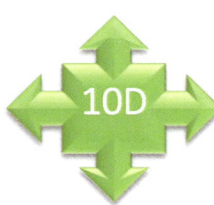

D) Castilla y León. El modelo mixto (público y privado) se utiliza en las comunidades de Castilla y León y Castilla La Mancha. En este modelo, la prestación es tanto pública como privada, con tratamientos básicos en el sector público y tratamientos especiales en el sector privado.

¿Qué reconoce la Constitución Española en relación con la salud?

A) El derecho a la salud solo para los trabajadores.
B) El derecho a la protección de la salud de todos los ciudadanos.
C) El derecho a la salud solo para los menores de edad.
D) El derecho a la salud solo para los residentes en zonas urbanas.

¿Qué órgano fue creado por la Ley 14/1986 para coordinar entre las CCAA y la Administración General del Estado?

A) El Ministerio de Sanidad.
B) El Consejo Interterritorial del Sistema Nacional de Salud (CISNS).
C) La Agencia Española de Medicamentos y Productos Sanitarios.
D) El Instituto de Salud Carlos III.

¿Qué se incluye en la exploración preventiva de la cavidad oral a mujeres embarazadas según el Real Decreto 1030/2006?

A) Obturaciones.
B) Instrucciones sanitarias en materia de dieta y salud bucodental, adiestramiento en higiene bucodental, y aplicación de flúor tópico.
C) Tratamientos de conductos en molares.
D) A y B son correctas.

¿Qué se debe hacer en el caso de personas con discapacidad que no pueden mantener el autocontrol necesario para una adecuada atención bucodental?

A) No se les proporciona atención bucodental.
B) Se les remite a ámbitos asistenciales donde se les pueda garantizar su correcta realización.
C) Se les proporciona solo tratamientos estéticos.
D) Se les proporciona atención bucodental solo en casos de emergencia.

¿Qué modelo de provisión de servicios odontológicos se basa en dentistas asalariados integrados en la red de atención primaria del servicio de salud de cada Comunidad Autónoma?

A) Modelo privado.
B) Modelo mixto.
C) Modelo público.
D) Modelo de concierto.

B) El derecho a la protección de la salud de todos los ciudadanos. La Constitución Española reconoce el derecho a la protección de la salud de todos los ciudadanos, lo que implica que el Estado tiene la responsabilidad de garantizar que todos los ciudadanos tengan acceso a servicios de salud adecuados y de calidad.

B) El Consejo Interterritorial del Sistema Nacional de Salud (CISNS). La Ley 14/1986 creó el Consejo Interterritorial del Sistema Nacional de Salud (CISNS) como órgano coordinador entre las comunidades autónomas (CCAA) y la Administración General del Estado, presidido por el ministro de sanidad e integrado por todos los consejeros de salud de las distintas comunidades.

B) Instrucciones sanitarias en materia de dieta y salud bucodental, adiestramiento en higiene bucodental, y aplicación de flúor tópico. La exploración preventiva de la cavidad oral a mujeres embarazadas incluye instrucciones sanitarias en materia de dieta y salud bucodental, acompañadas de adiestramiento en higiene bucodental, y la aplicación de flúor tópico de acuerdo a las necesidades individuales de cada mujer embarazada. Estas medidas buscan prevenir problemas bucodentales durante el embarazo y promover una buena salud oral.

B) Se les remite a Unidades de salud bucodental de pacientes especiales donde se les pueda garantizar su correcta realización. En el caso de personas con discapacidad que no pueden mantener el autocontrol necesario para una adecuada atención bucodental, se les remite a ámbitos asistenciales donde se les pueda garantizar la correcta realización de los servicios necesarios. Esto asegura que las personas con discapacidad reciban la atención bucodental adecuada.

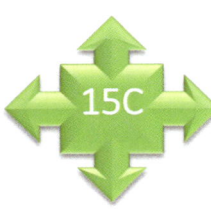

C) Modelo público. El modelo público de provisión de servicios odontológicos se basa en dentistas asalariados que están integrados en la red de atención primaria del servicio de salud de cada Comunidad Autónoma. Estos dentistas reciben su salario a través del sistema público y las prestaciones que cubren pueden variar en cada comunidad.

¿Cómo se realiza el pago en el modelo mixto de provisión de servicios odontológicos?

A) Por salario fijo.
B) Por acto odontológico a tarifa concertada.
C) Por capitación.
D) Por reembolso de gastos.

¿Cuáles son los cuatro pilares fundamentales del modelo PADI?

A) Financiación privada, provisión pública, protocolos clínicos implícitos y pago por ítem.
B) Financiación pública, provisión pública, protocolos clínicos implícitos y pago por capitación.
C) Financiación mixta, provisión privada, protocolos clínicos explícitos y pago por ítem.
D) Financiación pública, provisión mixta, protocolos clínicos explícitos y pago por capitación.

¿Qué tipo de pago se utiliza para los tratamientos especiales en el modelo PADI?

A) Pago por salario fijo.
B) Pago por capitación.
C) Pago por ítem.
D) Pago por reembolso de gastos.

¿Qué es el pago por capitación en el contexto del modelo PADI?

A) Pago por cada acto médico realizado.
B) Pago por paciente atendido durante un tiempo acordado.
C) Pago por salario fijo.
D) Pago por reembolso de gastos.

¿Qué incluye la atención a la salud bucodental?

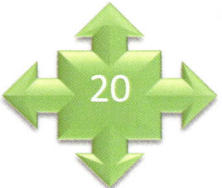

A) Actividades diagnósticas.
B) Actividades terapéuticas.
C) Implantes.
D) A y B son verdaderas.

65

B) Por acto odontológico a tarifa concertada. En el modelo mixto de provisión de servicios odontológicos, el pago se realiza por acto odontológico a tarifa concertada. Este modelo combina la prestación de servicios tanto en el sector público como en el privado. Los tratamientos básicos se prestan en el sector público, mientras que los tratamientos especiales se realizan en clínicas privadas que han concertado sus servicios con el servicio de salud de la Comunidad Autónoma.

D) Financiación pública, provisión mixta, protocolos clínicos explícitos y pago por capitación. El modelo PADI se basa en cuatro pilares fundamentales: financiación pública, provisión mixta (dentistas del sistema de salud público y concertados de libre elección), protocolos clínicos explícitos para garantizar el enfoque preventivo, y un sistema de pago por capitación. Estos pilares aseguran que el modelo sea accesible y eficiente.

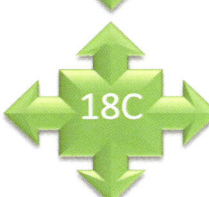

C) Pago por ítem. En el modelo PADI, los tratamientos especiales se pagan por acto médico realizado, es decir, mediante un sistema de pago por ítem. Esto significa que los servicios concertados reciben un pago por cada tratamiento específico que realizan, a diferencia del pago por capitación que se utiliza para otros servicios.

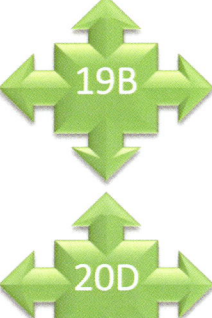

B) Pago por paciente atendido durante un tiempo acordado. El pago por capitación es un sistema de retribución en el que los profesionales reciben un pago por cada paciente atendido durante un tiempo acordado. En el modelo PADI, este tipo de pago se utiliza para financiar la atención dental infantil de manera eficiente y equitativa, asegurando que los dentistas reciban una compensación adecuada por los servicios prestados a lo largo del tiempo.

D) A y B son verdaderas. La atención a la salud bucodental comprende un conjunto de actividades diagnósticas, terapéuticas y de prevención de la enfermedad, así como de promoción y educación sanitaria. Estas actividades están dirigidas a mejorar la salud relativa a la boca y los dientes de la población.

¿Qué porcentaje de la población mundial se ve afectada por las principales enfermedades y afecciones bucodentales?

A) 10%.
B) 25%.
C) 50%.
D) Cerca de 50%.

¿Qué colectivos reciben atención especial en el plan de salud bucodental del Gobierno de España?

A) Solo personas mayores.
B) Población infantil, personas con discapacidad y embarazadas.
C) Solo adolescentes.
D) Solo personas con enfermedades crónicas.

¿Qué es el plan de salud bucodental del Gobierno de España?

A) Un programa para mejorar la infraestructura hospitalaria.
B) Un objetivo contemplado en el programa de Gobierno de la XIV legislatura y en el Plan de Recuperación, Transformación y Resiliencia.
C) Un plan donde se contempla el aumento de categoría del higienista dental.
D) Un programa para promover la investigación dental.

¿Qué enfermedades y afecciones bucodentales afectan a la salud pública?

A) Caries dental.
B) Periodontopatías.
C) Cáncer oral.
D) Todas son correctas.

¿Qué profesionales forman parte de los equipos o unidades de salud bucodental?

A) Dentistas, técnicas/os superiores en higiene bucodental y/o técnicas/os auxiliares en cuidados de enfermería.
B) Dentistas, técnicas/os superiores en higiene bucodental y/o técnicas/os auxiliares en cuidados de enfermería, matronas.
C) Solo técnicas/os superiores en higiene bucodental y odontólogos.
D) Ninguna es verdadera,

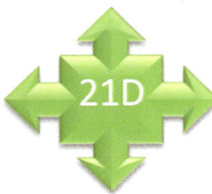

D) Cerca de 50%. Las principales enfermedades y afecciones bucodentales afectan a cerca de 3.500 millones de personas en todo el mundo, lo que representa aproximadamente el 50% de la población mundial. Estas afecciones incluyen caries dental, enfermedades de las encías, pérdida de dientes, cáncer bucal, entre otras.

B) Población infantil, personas con discapacidad y embarazadas. El plan de salud bucodental del Gobierno de España presta atención especial a la población infantil, personas con discapacidad y embarazadas. Estos colectivos son considerados más vulnerables y, por lo tanto, se les garantiza una atención dental adecuada y accesible.

B) Un objetivo contemplado en el programa de Gobierno de la XIV legislatura y en el Plan de Recuperación, Transformación y Resiliencia. El plan de salud bucodental del Gobierno de España es un objetivo contemplado en el programa de Gobierno de la XIV legislatura y en el componente 18 del Plan de Recuperación, Transformación y Resiliencia. Este plan está diseñado para renovar y ampliar las capacidades del Sistema Nacional de Salud, mejorando la calidad de la atención bucodental.

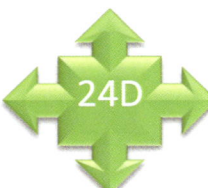

D) Todas son correctas. Las principales enfermedades y afecciones bucodentales que afectan a la salud pública incluyen caries dental, periodontopatías (enfermedades de las encías), edentulismo (pérdida de dientes completos), cáncer bucal, traumatismos bucodentales, noma (gangrena que destruye las membranas mucosas de la boca y otros tejidos) y malformaciones congénitas como el labio leporino y el paladar hendido.

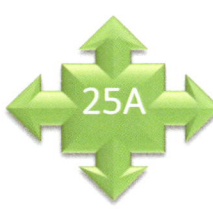

A) Dentistas, técnicas/os superiores en higiene bucodental y/o técnicas/os auxiliares en cuidados de enfermería. Los equipos o unidades de salud bucodental están formados por dentistas, técnicas/os superiores en higiene bucodental y/o técnicas/os auxiliares en cuidados de enfermería. Estos profesionales desarrollan sus actuaciones de acuerdo a las competencias profesionales reguladas en la normativa vigente.

¿Qué se incluye en la educación sanitaria para la autoexploración de la cavidad oral?

A) Búsqueda de caries.
B) Búsqueda de lesiones de sospecha de malignidad.
C) Búsqueda de sarro.
D) Búsqueda de dientes mal alineados.

¿Qué se entiende por procesos agudos odontológicos?

A) Procesos infecciosos y/o inflamatorios, traumatismos oseodentarios, caries dental.
B) Procesos infecciosos y/o inflamatorios, traumatismos oseodentarios, heridas y lesiones en la mucosa oral, periimplantitis.
C)) Procesos infecciosos y/o inflamatorios, traumatismos oseodentarios, heridas y lesiones en la mucosa oral, y patología aguda de la articulación temporo-mandibular.
D) Solo traumatismos oseodentarios.

¿Qué tipo de cirugía se menciona como parte de la atención bucodental?

A) Cirugía mayor.
B) Cirugía estética.
C) Cirugía menor de la cavidad oral.
D) Cirugía ortognática.

¿Qué se determina en los dos primeros años de vida para establecer la periodicidad de las revisiones?

A) El riesgo de traumatismos dentales.
B) El riesgo individual de caries.
C) La necesidad de ortodoncia.
D) La presencia de dientes mal alineados.

¿Qué tratamientos se aplican tanto en dentición temporal como definitiva?

A) Solo aplicación de flúor.
B) Solo tartrectomía.
C) Solo sellados de fosas y fisuras.
D) Aplicación de sustancias remineralizantes, antisépticas y/o desensibilizantes, sellados de fosas y fisuras, y tartrectomía.

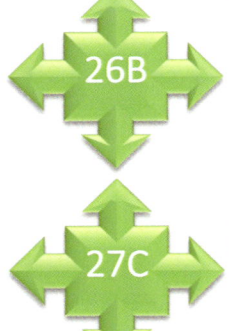

B) Búsqueda de lesiones de sospecha de malignidad. La autoexploración de la cavidad oral es una herramienta importante para la detección precoz de posibles problemas graves, como el cáncer oral. La educación sanitaria en este ámbito enseña a las personas a buscar signos de lesiones que podrían ser malignas, como llagas que no cicatrizan, manchas rojas o blancas, y bultos inusuales. Detectar estos signos temprano puede ser crucial para un tratamiento exitoso y para mejorar los resultados de salud a largo plazo.

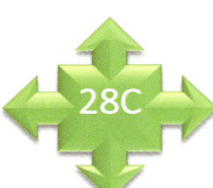

C) Procesos infecciosos y/o inflamatorios, traumatismos oseodentarios, heridas y lesiones en la mucosa oral, y patología aguda de la articulación temporo-mandíbular. Estos procesos requieren atención inmediata para evitar complicaciones mayores y aliviar el dolor del paciente.

C) Cirugía menor de la cavidad oral. La atención bucodental incluye exodoncias, exodoncias quirúrgicas y cirugía menor de la cavidad oral. La cirugía menor se refiere a procedimientos que son menos invasivos y que generalmente se realizan de manera ambulatoria, como la extracción de dientes o la eliminación de pequeñas lesiones en la boca.

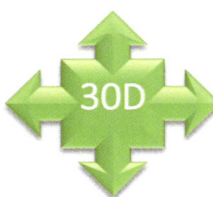

B) El riesgo individual de caries. En los dos primeros años de vida, se determina el riesgo individual de caries para establecer la periodicidad de las revisiones y las medidas preventivas orientadas a reducir ese riesgo. Esto es crucial para prevenir la aparición de caries desde una edad temprana y asegurar una buena salud bucodental a lo largo de la vida.

D) Aplicación de sustancias remineralizantes, antisépticas y/o desensibilizantes, sellados de fosas y fisuras, y tartrectomía. Tanto en la dentición temporal como en la definitiva, se aplican tratamientos como la aplicación de sustancias remineralizantes, antisépticas y/o desensibilizantes, sellados de fosas y fisuras, y tartrectomía. Estos tratamientos ayudan a proteger los dientes contra las caries y otras enfermedades bucales.

¿Qué medidas se aplican en la dentición temporal para frenar el proceso de lesión por caries?

A) Tratamientos ortodónticos.
B) Actuaciones de mínima intervención.
C) Extracción de dientes.
D) Aplicación de coronas.

¿Qué tratamientos se incluyen para lesiones por traumatismo en el grupo incisivo y canino definitivos?

A) Extracción del diente.
B) Revisiones futuras.
C) Control de la lesión.
D) Reubicación y estabilización de los dientes afectados, ferulización del grupo anterior, sutura de tejidos blandos si es necesario, y tratamientos pulpares si es necesario.

¿Cuándo se recomienda que las embarazadas comiencen a realizar al menos una visita odontológica?

A) Durante el segundo trimestre del embarazo.
B) Durante el tercer trimestre del embarazo.
C) Durante el primer trimestre del embarazo.
D) Después del parto.

¿Qué tratamientos se facilitan a las personas mayores de 65 años cuando esté indicado?

A) Solo limpieza dental.
B) Aplicación de sustancias remineralizantes, antisépticas y/o desensibilizantes, previa tartrectomía si fuera necesario.
C) Solo aplicación de flúor.
D) Solo obturaciones.

¿Qué actuaciones se ofrecen a las personas diagnosticadas de procesos oncológicos del territorio cervicofacial?

A) Exploración clínica.
B) Aplicación de sustancias remineralizantes.
C) Antisépticas y/o desensibilizantes, previa tartrectomía si fuera necesario.
D) Todas son verdaderas.

71

B) Actuaciones de mínima intervención. En la dentición temporal, se aplican actuaciones de mínima intervención y medidas tendentes a frenar el proceso de lesión por caries. Esto incluye tratamientos menos invasivos que buscan preservar la estructura dental y prevenir el avance de las caries, asegurando así una buena salud bucodental desde una edad temprana.

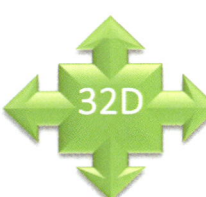

D) Reubicación y estabilización de los dientes afectados, ferulización del grupo anterior, sutura de tejidos blandos si es necesario, y tratamientos pulpares si es necesario. En caso de lesiones por traumatismo en el grupo incisivo y canino definitivos, se incluyen tratamientos como la reubicación y estabilización de los dientes afectados, ferulización del grupo anterior, sutura de tejidos blandos si es necesario, y tratamientos pulpares si es necesario. Estos tratamientos buscan restaurar la funcionalidad y estética de los dientes afectados y asegurar una correcta recuperación.

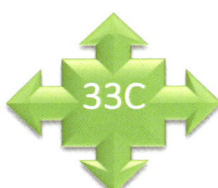

C) Durante el primer trimestre del embarazo. Esta visita temprana permite a los profesionales de la salud bucodental evaluar el estado de salud oral de la madre y proporcionar las intervenciones necesarias para prevenir problemas durante el embarazo.

B) Aplicación de sustancias remineralizantes, antisépticas y/o desensibilizantes, previa tartrectomía si fuera necesario. A las personas mayores de 65 años se les facilita, cuando esté indicado, la aplicación de sustancias remineralizantes, antisépticas y/o desensibilizantes, previa tartrectomía si fuera necesario para que el tratamiento anterior sea efectivo. Estos tratamientos ayudan a mantener la salud bucodental en la tercera edad, previniendo la aparición de caries y otras enfermedades bucales.

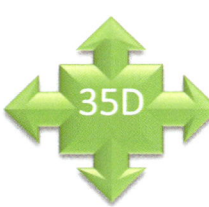

D) Todas son verdaderas. A las personas diagnosticadas de procesos oncológicos del territorio cervicofacial se les ofrecen actuaciones como la exploración clínica para determinar su estado de salud oral y las necesidades preventivas y terapéuticas, así como la aplicación de sustancias remineralizantes, antisépticas y/o desensibilizantes, previa tartrectomía si fuera necesario. Estos tratamientos son esenciales para prevenir y tratar las lesiones orales derivadas del tratamiento oncológico.

¿Qué tipo de discapacidad puede impedir el correcto autocuidado necesario para mantener una adecuada salud bucodental?

A) Discapacidad visual.
B) Discapacidad auditiva.
C) Discapacidad intelectual o limitante de la movilidad de los miembros superiores.
D) Discapacidad del habla.

¿Qué tratamientos están excluidos de la atención a la salud bucodental en la dentición temporal?

A) Tratamientos ortodóncicos.
B) Obturaciones definitivas
C) Tratamientos pulpares.
D) Todas son verdaderas.

¿Qué tipo de exodoncias están excluidas de la atención a la salud bucodental?

A) Exodoncias de dientes temporales.
B) Exodoncias de dientes sanos por indicación exclusivamente ortodóncica.
C) Exodoncias de dientes afectados por caries.
D) Exodoncias de dientes con infecciones.

Un paciente de 14 años de edad con caries en un incisivo central. ¿Estaría dentro de las prestaciones bucodentales?

A) No, porque solo le cubre has los 14 años.
B) No, dentro de las prestaciones solo están reflejados premolares y molares.
C) Solo estaría dentro de las prestaciones si fuera un traumatismo.
D) Si, en las nuevas prestaciones están reflejadas las obturaciones de todos los dientes definitivos hasta los 15 años.

Lesiones por traumatismo en el grupo incisivo y canino definitivos, señala la correcta:

A) Tratamientos pulpares, si es necesario.
B) Ferulización del grupo anterior y sutura de tejidos blandos, si es necesario.
C) Reubicación y estabilización de los dientes afectados del grupo anterior
D) Todas son verdaderas.

C) Discapacidad intelectual o limitante de la movilidad de los miembros superiores. Las personas con discapacidad intelectual o con una discapacidad limitante de la movilidad de los miembros superiores, que impidan el correcto autocuidado necesario para alcanzar y mantener una adecuada salud bucodental, recibirán los tratamientos necesarios para prevenir enfermedades bucodentales, sin límite de edad.

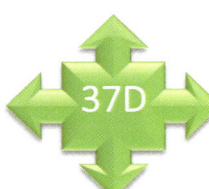

D) Todas son verdaderas. Las obturaciones definitivas y los tratamientos pulpares, tratamientos ortodóncicos en la dentición temporal están excluidos de la atención a la salud bucodental. Esto significa que estos tratamientos no están cubiertos por el Sistema Nacional de Salud para los dientes temporales.

B) Exodoncias de dientes sanos por indicación exclusivamente ortodóncica. Las exodoncias de dientes sanos por indicación exclusivamente ortodóncica están excluidas de la atención a la salud bucodental. Esto significa que no se cubrirán las extracciones de dientes sanos que se realicen únicamente por razones ortodóncicas

D) Si, en las nuevas prestaciones están reflejadas las obturaciones de todos los dientes definitivos hasta los 15 años. Para toda la dentición definitiva se incluyen obturaciones en lesiones que no asocien daño pulpar irreversible producidas por caries, traumatismo o por cualquier enfermedad que afecte a la estructura del diente.

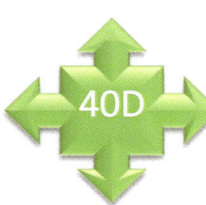

D) Todas son verdaderas. Adicionalmente, a la población infantil y juvenil desde el nacimiento hasta los 14 años, inclusive, se le facilitarán, cuando estén indicadas, las siguientes actuaciones en el caso de lesiones por traumatismo en el grupo incisivo y canino definitivos, se incluyen también: Reubicación y estabilización de los dientes afectados del grupo anterior. Ferulización del grupo anterior y sutura de tejidos blandos, si es necesario. Tratamientos pulpares, si es necesario.

En cuanto a las prestaciones para la mujer embarazada, señala la correcta:

A) Consejos para preservar la salud oral del futuro bebé.
B) Tratamientos pulpares debido a caries.
C) Coronas en premolares y molares si fuera necesario.
D) Todas son verdaderas.

Dentro de las prestaciones a toda la población señala la correcta:

A) Detección precoz de lesiones premalignas y biopsia de lesiones mucosas.
B) Tratamiento farmacológico de la patología bucal que lo requiera.
C) A y B son correctas.
D) Solo la B es correcta.

Qué comprende la atención a la salud bucodental. Señala la falsa:

A) Promoción y de educación para la salud.
B) Conjunto de actividades diagnósticas.
C) Prevención de la enfermedad.
D) Todas son falsas.

¿Qué medidas se toman ante pacientes que presenten alteraciones conductuales severas y sin autocontrol?

A) No hay ninguna prestación para este colectivo.
B) Se le deriva al médico de familia para que le medique.
C) Se le deriva a clínicas privadas.
D) Todas son falsas.

Paciente que acude a consulta solicitando una ortopantomografía para implantes dentales. Señala la correcta.

A) No entra dentro de las prestaciones si es para tratamientos fuera del Sistema Nacional de Salud.
B) Se puede mandar y dar copia en consulta.
C) Las prestaciones solo reflejan la prescripción si es para ortodoncia.
D) Se pueden prescribir pruebas complementarias para consulta privada, pero no dar copia en consulta., tiene que solicitarla en atención al paciente.

A) Consejos para preservar la salud oral del futuro bebé. Adicionalmente, a las mujeres embarazadas se les ofrecerán: Consejos para preservar la salud oral del futuro bebé. Exploración clínica para determinar su estado de salud oral y su riesgo tanto de caries como de enfermedad periodontal. Cuando esté indicado, tartrectomía y aplicación de sustancias remineralizantes, antisépticas y/o desensibilizantes. Las embarazadas realizarán al menos una visita odontológica, preferentemente durante el primer trimestre del embarazo, pudiendo ser derivadas a los equipos o unidades de salud bucodental por el personal sanitario o a demanda de la usuaria.

C) A y B son correctas. A toda la población: Información y difusión, con perspectiva de curso de vida, sobre las medidas básicas higiénicas y dietéticas necesarias para alcanzar y mantener la salud oral, junto con instrucciones y recomendaciones sanitarias individualizadas. Consejo odontológico. Tratamiento de procesos agudos odontológicos, entendiendo por tales los procesos infecciosos y/o inflamatorios que afectan al área bucodental, traumatismos oseodentarios, heridas y lesiones en la mucosa oral, así como la patología aguda de la articulación temporo-mandibular. Tratamiento farmacológico de la patología bucal que lo requiera. Exodoncias, exodoncias quirúrgicas y cirugía menor de la cavidad oral. Detección precoz de lesiones premalignas y, en su caso, biopsia de lesiones mucosas. Educación sanitaria para la autoexploración de la cavidad oral en la búsqueda de lesiones de sospecha de malignidad

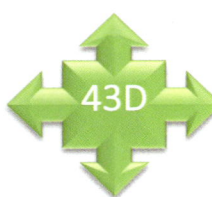

D) Todas son falsas. La atención a la salud bucodental comprende el conjunto de actividades diagnósticas, terapéuticas y de prevención de la enfermedad, así como aquellas de promoción y de educación para la salud, dirigidas a la mejora de la salud bucodental de la población. Los equipos o unidades de salud bucodental estarán formados por dentistas, técnicas/os superiores en higiene bucodental y/o técnicas/os auxiliares en cuidados de enfermería que desarrollarán sus actuaciones de acuerdo a las competencias profesionales reguladas en la normativa vigente.

D) Todas son falsas. En el caso de personas que presenten alteraciones conductuales severas objetivables y que no sean capaces de mantener el necesario autocontrol que permita una adecuada atención a su salud bucodental, se garantizará las prestaciones de los servicios, según el grupo al que pertenezca, mediante el correspondiente tratamiento sedativo o de anestesia general, de acuerdo con los protocolos que se establezcan con los equipos de atención hospitalaria.

A) No entra dentro de las prestaciones si es para tratamientos fuera del Sistema Nacional de Salud. Se consideran excluidos entre otros tratamientos, la realización de pruebas complementarias para fines distintos de las prestaciones contempladas como financiables por el Sistema Nacional de Salud en esta norma."

Según la OMS, ¿cuál es la prevalencia de caries dental en escolares a nivel mundial?

A) 30-50%.
B) 50-70%.
C) 60-90%.
D) 70-100%.

¿Cuál es la principal causa de pérdida de dientes en adultos de edad media?

A) Gingivitis.
B) Enfermedades periodontales graves.
C) Cáncer oral.
D) Traumatismos dentales.

¿Qué porcentaje de la población mundial entre 65 y 74 años no tiene dientes naturales?

A) 30%.
B) 20%.
C) 10%.
D) 40%.

¿Qué riesgo/os modificable contribuye significativamente a las enfermedades bucodentales?

A) Edad.
B) Dieta alta en azúcar.
C) Hábito y técnicas en higiene bucodental.
D) B y C son correctas.

¿Cómo se define la desigualdad?

A) La falta de equidad en el trato o reparto.
B) El trato desigual o diferente que indica discriminación.
C) La cualidad que permite que algo se distinga de otra cosa.
D) La justicia e imparcialidad en el trato.

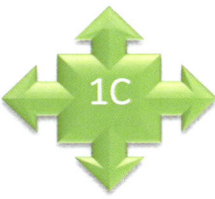

C) 60-90%. La Organización Mundial de la Salud (OMS) indica que entre el 60% y el 90% de los escolares en todo el mundo tienen caries dental. Esta alta prevalencia subraya la necesidad de implementar medidas preventivas y educativas desde una edad temprana para reducir la incidencia de esta enfermedad.

B) Enfermedades periodontales graves. Las enfermedades periodontales graves, también conocidas como periodontitis, son una de las principales causas de pérdida de dientes en adultos de edad media (35-44 años). Estas enfermedades afectan las encías y los huesos que sostienen los dientes, y si no se tratan adecuadamente, pueden llevar a la pérdida de dientes. La prevención y el tratamiento temprano son esenciales para mantener una buena salud bucodental.

A) 30%. Alrededor del 30% de la población mundial en el rango de edad de 65 a 74 años no tiene dientes naturales. Esta situación refleja la acumulación de problemas bucodentales a lo largo de la vida y la falta de acceso a cuidados dentales adecuados en muchas regiones. La pérdida de dientes puede afectar significativamente la calidad de vida, incluyendo la capacidad de masticar, hablar y sonreír. Todo esto puede llegar a una falta de autoestima.

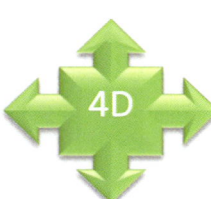

D) B y C son correctas. Las enfermedades bucodentales, como todas las enfermedades, comparten la mayoría de factores de riesgo. Algunos, como la edad, el sexo y las condiciones hereditarias, son intrínsecos a la persona y no se pueden cambiar. Otros, que están sujetos a los comportamientos y estilos de vida, se consideran factores de riesgo modificables. Los factores de riesgo modificables de las enfermedades bucodentales incluyen una dieta poco saludable, particularmente aquella alta en contenido de azúcar, el consumo de tabaco y el consumo poco saludable de alcohol. Los azúcares libres son la causa principal de la caries dental en niños y adultos.

B) El trato desigual o diferente que indica discriminación. La desigualdad se refiere al trato desigual o diferente que indica diferencia o discriminación de un individuo hacia otro debido a su posición social, económica, religiosa, sexo, raza, color de piel, personalidad, cultura, entre otros.

¿Qué es la inequidad ?

A) La cualidad que permite que algo se distinga de otra cosa.
B) El trato desigual o diferente entre individuos.
C) La falta de equidad que genera injusticia.
D) La discriminación basada en la posición social.

¿Qué pregunta surge cuando los datos reportan que ciertas personas enferman más que otras?

A) ¿Qué enfermedades son más comunes? .
B) ¿Qué tratamientos son más efectivos? .
C) ¿Cómo se pueden tratar estas enfermedades? .
D) ¿Cuáles son los factores que causan tales diferencias? .

¿Qué enfoque propone la Comisión de Determinantes Sociales en Salud (CDSS) de la OMS?

A) Un enfoque genético para explicar las diferencias en salud.
B) Un enfoque culturalista para entender las prácticas de salud.
C) Un enfoque social para reconocer las dinámicas relacionadas con los resultados adversos en salud.
D) Un enfoque médico para mejorar los tratamientos.

A qué nos referimos al hablar de NOMA.

A) Es una enfermedad que afecta a individuos en la extrema pobreza.
B) Una entidad mundial que se preocupa por la salud oral.
C) Grupos de trabajo que lideran los estudios y propuestas de intervención en salud oral.
D) B y C son correctas.

Causas de desigualdad en salud bucodental. Señala la/s verdaderas.

A) Circunstancias socioculturales.
B) Circunstancias étnicas.
C) Aspectos socioeconómicos.
D) Todas son verdaderas.

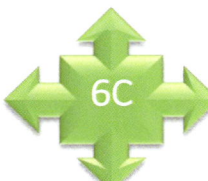

C) La falta de equidad que genera injusticia. Inequidad es desigualdad o falta de equidad, implica tratar a todos por igual respetando y teniendo en cuenta sus diferencias y cualidades. Término asociado a una situación de desigualdad que genera injusticia. Inequidad social representa diferencia entre grupos o clases de una sociedad. Desigualdad de oportunidades para acceder a bienes y servicios como vivienda, educación o salud... Discriminación es cuando se da un trato diferente a una persona en función del grupo al que pertenece. Diferencias a nivel social en muchos casos determinadas por aspectos económicos ,culturales, raciales, religiosas o de procedencia.

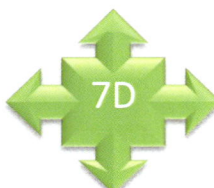

D) ¿Cuáles son los factores que causan tales diferencias? Cuando los datos reportan que ciertas personas enferman más que otras, enfrentan mayores dificultades para recibir atención o los resultados obtenidos no son los ideales, surge la pregunta sobre cuáles serán los factores que causan tales diferencias en cuanto a presencia de enfermedades, acceso a los servicios de salud o calidad de la atención.

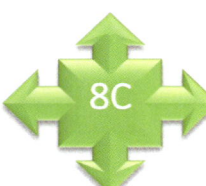

C) Un enfoque social para reconocer las dinámicas relacionadas con los resultados adversos en salud. La Comisión de Determinantes Sociales en Salud (CDSS) de la OMS, liderada por Michael Marmot, reconoce las dinámicas sociales relacionadas con los resultados adversos en salud en ciertos grupos y pone en el debate los aspectos éticos, considerando que tales diferenciales en salud no obedecen a decisiones individuales sino que son evitables y, por tanto, injustos.

A) Es una enfermedad que afecta a individuos en la extrema pobreza. Factores de riesgo: pobreza, desnutrición, falta de higiene oral, proximidad residencial a ambientes insalubres y convivencia con ganado, enfermedades infecciosas (sarampión y las debidas a la familia Herpesviridae), afectando a niños menores de 6 años. La OMS la llama "estomatitis ulcerativa necrotizante" úlcera bucal que no se cura y se disemina con extrema rapidez por la cara, sin seguir regiones anatómicas, destruyendo todos los planos, llegando al músculo y hueso, puede ser fatal en poco tiempo o si no fallece el niño, puede quedar con deformidades faciales muy graves, que dificultan la vida y estigmatizan en las relaciones sociales, siendo en ocasiones apartados por las familias.

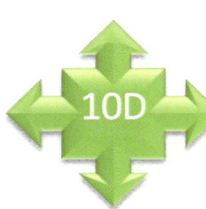

D) Todas son verdaderas. Circunstancias posibles de desigualdades entre personas: Pobreza por alguna/s causas. Circunstancias socioculturales: pertenecer a una parcela tribal, con pautas culturales, crea en ocasiones, desigualdad en el ámbito de la salud, dentro de la población global, analfabetismo e ignorancia. Circunstancias étnicas. Condición de género. Edad. Condición Sexual. Condición de discapacidad Estado físico. Planificación política. Condición religiosa. Aspectos lingüísticos. Aspectos socioeconómicos.

¿A qué llamamos determinantes de la salud? Señala la respuesta correcta

A) Son las circunstancias en que las personas nacen, crecen, viven, trabajan y globales persistentes y crecientes en el estado de salud y la carga de la enfermedad.
B) Se refiere a los lugares físicos donde viven las personas y el estado en que se encuentran las viviendas.
C) Se centran en las circunstancias en las que trabajan las personas y las posibles enfermedades profesionales a las que están expuestas.
D) Ninguna es correcta.

¿A qué llamamos "diferencia"?

A) Trato desigual o diferente que indica diferencia o discriminación de un individuo hacia otro.
B) Se asocia a una situación de desigualdad que genera injusticia.
C) Es la cualidad que permite que algo se distinga de otra cosa.
D) Todas son verdaderas.

Políticas para reducir el azúcar, señala la correcta.

A) Proporcionar pautas de nutrición simplificadas.
B) Garantizar un etiquetado de los alimentos con altos niveles de azúcar.
C) Prohibir el consumo de azúcar en centros educativos.
D) Todas son correctas.

¿Cuáles son recomendaciones de la OMS para control efectivo de tabaco?

A) Controlar el consumo de tabaco y las políticas de prevención.
B) Proteger a niños y adolescentes del humo del tabaco.
C) Reducir los impuestos a las personas que no fuman.
D) La C es verdadera.

¿Qué modelos de asistencia dental infantil y juvenil conviven en España?

A) El modelo denominado PADI.
B) El modelo exclusivamente público.
C) A y B son correctas
D) Solo la A es correcta

A) Son las circunstancias en que las personas nacen, crecen, viven, trabajan y globales persistentes y crecientes en el estado de salud y la carga de la enfermedad. Desigualdades en salud general y bucal dentro y entre poblaciones plantean retos para los responsables políticos y de la salud pública. Intervenciones centradas en modificación de conductas de salud y estilos de vida, determinan comportamientos que las personas adoptan y decisiones que toman, modeladas por un conjunto más amplio de fuerzas: economía, políticas sociales, educación, política y muchas más.

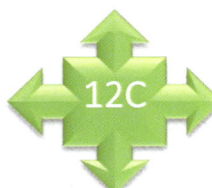

C) Es la cualidad que permite que algo se distinga de otra cosa. Diferencia, es la cualidad que permite que algo se distinga de otra cosa, también puede utilizarse para nombrar a la variedad de cosas de una misma especie. Es lo contrario a igualdad.

A) Proporcionar pautas de nutrición simplificadas. Políticas para reducir el azúcar. Mayor presión fiscal sobre alimentos ricos en azúcar y las bebidas endulzadas con azúcar. Garantizar un etiquetado de los alimentos transparente para el consumidor. Regulación del azúcar en los alimentos para bebés y bebidas azucaradas. Limitar la comercialización y disponibilidad de alimentos ricos en azúcar y las bebidas azucaradas a los niños y adolescentes. Proporcionar pautas de nutrición simplificadas, para promover una alimentación saludable.

A) Controlar el consumo de tabaco y las políticas de prevención. Tabaco una de las principales amenazas de salud pública mundial. no existen modalidades de tabaco cuyo uso sea seguro. Los dentistas pueden ser eficaces para ayudar a reducir o dejar el consumo de tabaco. OMS para un control efectivo del tabaco: · Controlar el consumo de tabaco y las políticas de prevención. · Proteger a las personas que no fuman del humo del tabaco. · Ofrecer ayuda para dejar de fumar o Advertir sobre los peligros del tabaco. · Hacer cumplir las prohibiciones sobre publicidad, promoción y patrocinio. · Aumentar los impuestos.

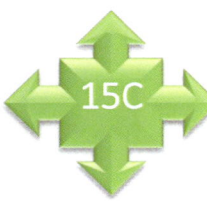

C) A y B son correctas. Actualmente conviven en España 3 modelos de asistencia dental infantil y juvenil que se han ido conformando durante la década de 1990 y primera década de este siglo. Son: PADI (concertación con el sector privado pagado por capitación, centros privados que con viven con centros de la red pública y ambos prestan la misma asistencia). Modelo exclusivamente público (dentistas asalariados de la red de atención primaria). Modelo mixto (que combina atención primaria en la red pública y derivación a la red privada con concertada para la realización de determinados tratamientos).

La caries, enfermedades periodontales, cáncer oral:

A) A peor nivel socioeconómico y más bajo nivel educativo, la prevalencia de las patologías orales citadas, aumenta
B) A peor nivel socioeconómico y más bajo nivel educativo, la prevalencia de las patologías orales citadas, disminuye
C) No tiene nada que ver el nivel socioeconómico y educativo.
D) A peor nivel en cuanto a formación de estudios y de vivienda, la prevalencia de las patologías orales citadas, aumenta.

La odontología como ciencia ¿Qué opciones puede tener para enfocar la problemática de la salud oral en los países más desfavorecidos?

A) Abastecerlos de clínicas dentales con tecnología avanzada.
B) Tener un enfoque más dirigido hacia la prevención de los procesos que a su curación.
C) No tiene porqué influir la pobreza en patologías dentales.
D) Todas son falsas.

¿Qué factores están dentro de la definición de salud bucodental ?

A) La ausencia de dolor orofacial.
B) La ausencia de cáncer de boca o de garganta.
C) La ausencia de infecciones y llagas.
D) Todas son correctas.

¿Las enfermedades sistémicas incrementan el riesgo de enfermedades bucodentales?

A) Si, está íntimamente relacionado.
B) No tiene nada que ver las enfermedades sistémicas con problemas orales.
C) No, pero al contrario si influye.
D) B y C son falsas.

La salud depende de una serie de factores causales, señala la/s correctas:

A) Biología humana.
B) La asistencia médico sanitaria.
C) El medio ambiente.
D) Todas son verdaderas.

A) A peor nivel socioeconómico y más bajo nivel educativo, la prevalencia de las patologías orales citadas, aumenta. El nivel socioeconómico (NSE) bajo determina no solamente una mayor prevalencia de caries sino menor grado de atención odontológica (proporción de obturados) el nivel educativo se ha asociado a una mejor o peor calidad de vida oral, utilizando para su medida la prevalencia de edentulismo .

B) Tener un enfoque más dirigido hacia la prevención de los procesos que a su curación. La accesibilidad a los cuidados orales es un factor determinante para una correcta salud. La distribución y proporción del personal sanitario de salud oral varia fuertemente dependiendo de las áreas poblacionales. Es sobre todo el continente africano el que se lleva la peor parte. Países como Guinea Ecuatorial tan solo tienen 1 dentista por cada 100.000 habitantes. • Ofrecer la misma odontología mecanicista pero rebajando obviamente los niveles tecnológicos que son inviables para las economías de esos países. • Realizar un enfoque radicalmente diferente, más enfocado a la prevención de los procesos que a su curación

D) Todas son correctas. Para gozar de una buena salud y una buena calidad de vida, se puede definirla salud bucodental como la ausencia de dolor orofacial, cáncer de boca o de garganta, infecciones y llagas bucales, enfermedades periodontales, caries, pérdida de dientes y otras enfermedades y trastornos que limitan en la persona afectada la capacidad de morder, masticar, sonreír y hablar, al tiempo que repercuten en su bienestar psicosocial.

A) Si, está íntimamente relacionado. Muchas enfermedades sistémicas incrementan el riesgo de enfermedades bucodentales. De la misma manera, una pobre salud bucodental afecta a un número de procesos generales así como al manejo de las mismas, muchas de las enfermedades orales comparten factores de riesgo con problemas cardiovasculares, cáncer, diabetes o enfermedades respiratorias. El conocimiento y la conciencia de la estrecha relación entre la salud oral y la salud general son claves para mejorar la calidad de vida del individuo.

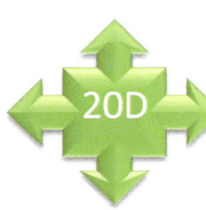

D) Todas son verdaderas. La salud depende de una serie de factores causales: la biología humana, la asistencia médico sanitaria, el medio ambiente y los estilos de vida, así quedó demostrado en el informe Lalonde de 1974. La biología humana, apenas modificable, engloba el 15-20% de las causas asociadas a la mortalidad en los países desarrollados. La asistencia médico sanitaria no alcanza el 15%. El medio ambiente y los estilos de vida, podemos llegar a entenderlos dentro de un mismo factor su disociación es difícil.

COMUNICACIÓN PACIENTE

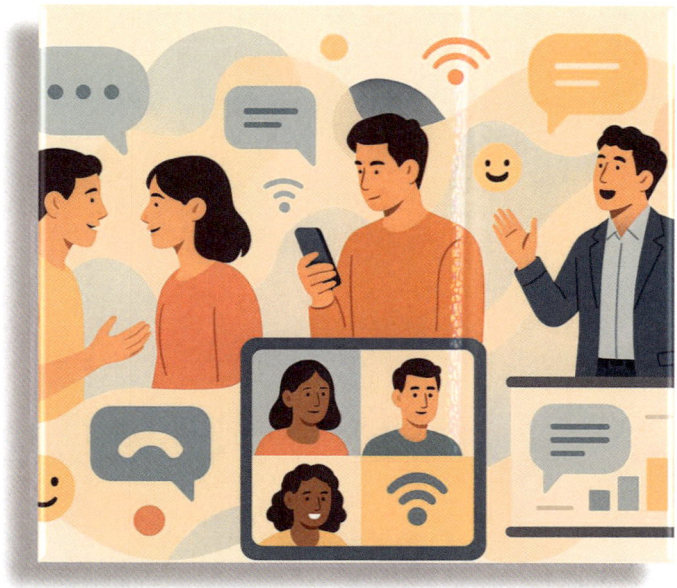

¿Qué es el feedback en el proceso de comunicación?

A) El canal utilizado para transmitir el mensaje.
B) La información que devuelve el receptor al emisor sobre su comunicación.
C) El conjunto de claves, imágenes y normas utilizadas para transmitir información.
D) Las barreras que dificultan la comunicación.

¿Qué se entiende por "código" en el contexto de la comunicación?

A) El canal utilizado para transmitir el mensaje.
B) El conjunto de claves, imágenes, lenguaje y normas que sirven para transmitir la información.
C) Las barreras que dificultan la comunicación.
D) El contexto en el que se desarrolla la comunicación.

¿Cuál de las siguientes opciones es una barrera semántica?

A) Ruidos en el ambiente.
B) Estructuras organizacionales inadecuadas.
C) Defectos fisiológicos del emisor.
D) Uso de palabras con significados diferentes.

¿Qué técnica se puede utilizar para mejorar el entendimiento entre paciente y profesional sanitario?

A) Uso de barreras físicas.
B) Círculo Interactivo de Comunicación.
C) Evitar el feedback.
D) Utilizar un solo canal de comunicación.

¿Qué son los filtros en el proceso de comunicación?

A) Barreras físicas en el entorno.
B) Barreras mentales que surgen de los valores, experiencias y prejuicios.
C) Canales utilizados para transmitir el mensaje.
D) Conjunto de claves y normas utilizadas para transmitir información.

B) La información que devuelve el receptor al emisor sobre su comunicación. El feedback es crucial en el proceso de comunicación porque permite al emisor saber cómo ha sido recibido e interpretado su mensaje. Esta retroalimentación puede ser sobre el contenido del mensaje, su interpretación o las consecuencias que ha tenido en el comportamiento del receptor. Sin feedback, el emisor no puede ajustar su mensaje para mejorar la comprensión y efectividad de la comunicación.

B) El conjunto de claves, imágenes, lenguaje y normas que sirven para transmitir la información. El código es esencial para la comunicación efectiva porque es el medio a través del cual se codifican y decodifican los mensajes. Incluye el lenguaje, símbolos, imágenes y normas que ambos, emisor y receptor, deben entender y compartir. Si el código no es común, la comunicación puede fallar debido a malentendidos o interpretaciones incorrectas.

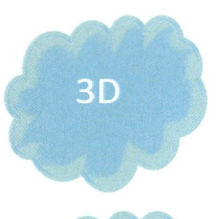

D) Uso de palabras con significados diferentes. Las barreras semánticas ocurren cuando las palabras utilizadas pueden tener múltiples significados o interpretaciones. Esto puede llevar a que el receptor entienda algo diferente a lo que el emisor intentaba comunicar. Es crucial que el emisor elija sus palabras cuidadosamente y considere el contexto cultural y lingüístico del receptor para evitar estas barreras.

B) Círculo Interactivo de Comunicación. El "Círculo Interactivo de Comunicación" es una técnica que consiste en pedir al paciente que repita lo que se le ha dicho. Esto permite al profesional sanitario evaluar cuánto ha entendido el paciente y corregir cualquier malentendido, mejorando así la efectividad de la comunicación.

B) Barreras mentales que surgen de los valores, experiencias y prejuicios. Los filtros son barreras mentales que afectan cómo se codifica y decodifica un mensaje. Estos filtros pueden incluir valores personales, experiencias pasadas, conocimientos, expectativas y prejuicios. Actúan antes y durante la comunicación, influenciando la interpretación del mensaje.

¿Qué tipo de conducta es útil observar en los pacientes para obtener información sobre sus reacciones?

A) Conducta verbal.
B) Conducta no verbal.
C) Conducta administrativa.
D) Conducta semántica.

¿Por qué es importante que el profesional sanitario preste atención a su propia comunicación no verbal?

A) Para evitar malentendidos con otros profesionales.
B) Porque influye en la percepción del paciente sobre su competencia y empatía.
C) Para mantener una postura neutral en todo momento.
D) Porque es más fácil de controlar que la comunicación verbal.

¿Qué función cumple la mirada en la comunicación no verbal?

A) Regula el flujo de la comunicación y proporciona feedback.
B) Es irrelevante en la comunicación no verbal.
C) Solo sirve para intimidar al interlocutor.
D) Se utiliza únicamente para evitar el contacto visual.

¿Qué puede indicar una postura de "acercamiento" en la comunicación no verbal?

A) Desinterés y rechazo.
B) Atención e interés.
C) Arrogancia y desprecio.
D) Depresión y abatimiento.

¿Qué es el contacto físico en la comunicación no verbal y cómo debe manejarse en la práctica sanitaria?

A) Es irrelevante y debe evitarse siempre.
B) Debe manejarse con respeto y explicando su propósito.
C) Solo se utiliza para intimidar al paciente.
D) Es más importante que la comunicación verbal.

B) Conducta no verbal. La conducta no verbal incluye expresiones faciales, tono de voz, mirada y movimientos corporales. Estas señales son útiles para entender las reacciones y sentimientos del paciente, ya que a menudo son más difíciles de controlar y pueden revelar información importante sobre su estado emocional y comprensión.

B) Porque influye en la percepción del paciente sobre su competencia y empatía. La comunicación no verbal del profesional sanitario es crucial porque afecta cómo el paciente percibe su competencia y empatía. Una conducta no verbal adecuada puede hacer que el paciente se sienta más cómodo y confiado en el tratamiento, mientras que una conducta inadecuada puede generar desconfianza y reducir la colaboración del paciente.

A) Regula el flujo de la comunicación y proporciona feedback. La mirada es un componente crucial de la comunicación no verbal. Regula el flujo de la comunicación, indicando cuándo es el turno de hablar o escuchar, y proporciona feedback sobre cómo se está recibiendo el mensaje. Mantener el contacto visual transmite interés y atención, mientras que evitarlo puede indicar desinterés o falta de atención.

B) Atención e interés. Una postura de acercamiento, donde el cuerpo se inclina hacia el interlocutor, se interpreta como una señal de atención e interés. Esta postura indica que la persona está comprometida y receptiva a la comunicación.

B) Debe manejarse con respeto y explicando su propósito. El contacto físico en la comunicación no verbal debe manejarse con respeto y explicando su propósito, especialmente en la práctica sanitaria. Un contacto físico adecuado puede expresar comprensión y apoyo, pero si se realiza sin consideración, puede invadir el espacio íntimo del paciente y hacerle sentir incómodo.

¿Qué papel juegan los gestos en la comunicación no verbal?

A) Son irrelevantes y no afectan la comunicación.
B) Sirven de apoyo al contenido del mensaje verbal.
C) Solo se utilizan para mostrar desinterés.
D) Deben evitarse para no confundir al receptor.

¿Importa la apariencia personal en la comunicación no verbal?

A) Influye en la percepción de los demás sobre nuestra personalidad y profesionalismo.
B) No tiene ninguna importancia.
C) Solo importa en situaciones formales.
D) Es más importante que el contenido del mensaje.

¿Qué son las automanipulaciones y los movimientos nerviosos en la comunicación no verbal?

A) Movimientos controlados y deliberados.
B) Señales de incomodidad y ansiedad.
C) Indicadores de confianza y seguridad.
D) Movimientos que deben evitarse siempre.

¿Cómo puede la comunicación no verbal clarificar o contradecir la comunicación verbal?

A) Solo puede clarificar la comunicación verbal.
B) Puede tanto clarificar como contradecir la comunicación verbal.
C) No tiene ningún efecto sobre la comunicación verbal.
D) Solo puede contradecir la comunicación verbal.

¿Por qué es importante mantener un contacto visual adecuado con el paciente?

A) Para intimidar al paciente.
B) Para mostrar desinterés.
C) Para transmitir interés y atención.
D) Para evitar malentendidos.

91

B) Sirven de apoyo al contenido del mensaje verbal. Los gestos son movimientos de las manos que apoyan y enfatizan el contenido del mensaje verbal. Actúan como ilustradores del mensaje, ayudando a clarificar y reforzar lo que se está diciendo, y pueden también expresar estados emocionales de manera no intencionada.

A) Influye en la percepción de los demás sobre nuestra personalidad y profesionalismo. La apariencia personal, que incluye el aseo, la ropa y los adornos, influye en cómo los demás nos perciben. Una apariencia cuidada puede generar impresiones positivas sobre nuestro atractivo, estatus, inteligencia y profesionalismo, afectando así la relación con los demás.

B) Señales de incomodidad y ansiedad. Las automanipulaciones (como tocarse el pelo o rascarse) y los movimientos nerviosos (como mover las manos o los pies repetitivamente) suelen ser señales de incomodidad y ansiedad. Estos movimientos son generalmente involuntarios y pueden indicar que la persona se siente nerviosa o incómoda en la situación.

B) Puede tanto clarificar como contradecir la comunicación verbal. La comunicación no verbal puede clarificar la comunicación verbal al reforzar el mensaje con gestos, expresiones faciales y tono de voz. Sin embargo, también puede contradecirla si las señales no verbales no coinciden con las palabras, lo que puede generar confusión y desconfianza en el receptor.

C) Para transmitir interés y atención. Mantener un contacto visual adecuado con el paciente es importante porque transmite interés y atención. Un contacto visual apropiado puede hacer que el paciente se sienta valorado y comprendido, mejorando así la relación y la comunicación entre el profesional y el paciente.

¿Qué son los componentes paraverbales en la comunicación?

A) Elementos que alteran el contenido de las palabras.
B) Elementos que solo se utilizan en la comunicación escrita.
C) Elementos que no tienen ningún impacto en la comunicación.
D) Elementos que afectan el significado de lo que se expresa sin cambiar las palabras.

¿Cuál es la función primordial del volumen de la voz en la comunicación?

A) Hacer que el mensaje sea inaudible.
B) Cambiar el contenido del mensaje.
C) Hacer que el mensaje sea escuchado por las personas a las que nos dirigimos.
D) Evitar que el mensaje sea entendido.

¿Cómo afecta el tono de la voz a la comunicación?

A) No tiene ningún impacto en la comunicación.
B) Refleja la calidad de la voz y puede expresar confianza en uno mismo.
C) Solo se utiliza para gritar.
D) Es irrelevante en la comunicación verbal.

¿Qué puede indicar la falta de fluidez y claridad en la comunicación verbal?

A) Confianza y seguridad.
B) Ira o impaciencia.
C) Desinterés.
D) Alegría.

¿Qué se entiende por "tiempo de habla" en la comunicación?

A) La duración de las intervenciones de los interlocutores durante una conversación.
B) La velocidad del habla.
C) El volumen de la voz.
D) El tono de la voz.

D) Elementos que afectan el significado de lo que se expresa sin cambiar las palabras. Los componentes paraverbales son aquellos aspectos de la comunicación que, aunque no cambian las palabras utilizadas, pueden alterar completamente el significado del mensaje. Se refieren a "cómo se dicen las cosas" en lugar de "lo que se dice". Ejemplos incluyen el volumen, el tono y la velocidad de la voz.

C) Hacer que el mensaje sea escuchado por las personas a las que nos dirigimos. El volumen de la voz es crucial para asegurar que el mensaje sea escuchado por el receptor. Un volumen adecuado permite que el mensaje llegue claramente, mientras que un volumen demasiado alto puede ser percibido como nerviosismo y uno demasiado bajo puede hacer que el mensaje no se escuche correctamente.

B) Refleja la calidad de la voz y puede expresar confianza en uno mismo. El tono de la voz es un componente paraverbal que refleja la calidad de la voz y puede variar el significado del mensaje. Un tono monótono puede indicar falta de confianza, mientras que un tono variado y adecuado puede expresar seguridad y confianza en uno mismo.

B) Ira o impaciencia. La falta de fluidez y claridad en la comunicación verbal, como palabras entrecortadas o un acento excesivamente marcado, puede ser interpretada como señales de ira o impaciencia. Es importante esforzarse en pronunciar con claridad para evitar estas interpretaciones erróneas.

A) La duración de las intervenciones de los interlocutores durante una conversación. El tiempo de habla se refiere a cuánto tiempo habla cada interlocutor durante una conversación. Un uso adecuado del tiempo de habla asegura que todos los participantes tengan la oportunidad de expresarse y que ninguno acapare la conversación.

¿Qué es la latencia de respuesta en la comunicación?

A) El tiempo que tardamos en empezar a hablar después de que nuestro interlocutor ha terminado.
B) La velocidad del habla.
C) El volumen de la voz.
D) La duración total de la conversación.

¿Qué puede indicar un tono de voz monótono en la comunicación?

A) Confianza en uno mismo.
B) Falta de confianza y seguridad.
C) Alegría y entusiasmo.
D) Todas son verdaderas.

¿Por qué es importante la recepción de los pacientes en una clínica?

A) Para mantener la clínica limpia.
B) Para organizar el horario del personal.
C) Para evitar que los pacientes se pierdan.
D) Para recoger información y crear lazos de confianza.

¿Es importante que el paciente sea acompañado por el personal de la clínica?

A) Si para que no se pierda.
B) Si por razones de seguridad y para que el equipo clínico pueda moverse libremente.
C) Si para que conozca a todo el personal.
D) Si para que vea el ambiente de la clínica.

¿Qué se debe hacer para ganar la confianza del paciente?

A) Usar un lenguaje técnico y complicado.
B) Dar información veraz y usar un lenguaje claro y adaptado a su nivel socio-cultural.
C) Evitar hablar demasiado.
D) Solo hablar de temas médicos.

21A

A) El tiempo que tardamos en empezar a hablar después de que nuestro interlocutor ha terminado. La latencia de respuesta se refiere al tiempo que transcurre entre el momento en que nuestro interlocutor termina de hablar y el momento en que comenzamos a responder. Una latencia de respuesta muy corta puede indicar ansiedad, mientras que una muy larga puede indicar tristeza, aburrimiento o desinterés.

22B

B) Falta de confianza y seguridad. Un tono de voz monótono, con pocas variaciones, puede indicar falta de confianza y seguridad en uno mismo. Un tono variado y adecuado, en cambio, puede expresar confianza y mantener el interés del receptor.

23D

D) Para recoger información y crear lazos de confianza. La recepción de los pacientes es crucial porque es el primer punto de contacto donde se puede recoger mucha información sobre el paciente y establecer una relación de confianza. Una buena recepción ayuda a crear un ambiente agradable y profesional, lo que es fundamental para una relación duradera y efectiva.

24B

B) Si por razones de seguridad y para que el equipo clínico pueda moverse libremente. Acompañar al paciente por las instalaciones de la clínica es importante por razones de seguridad y para permitir que el equipo clínico se mueva libremente sin ser abordado por los pacientes. Esto también ayuda a gestionar mejor el flujo de pacientes y a mantener un ambiente ordenado.

25B

B) Dar información veraz y usar un lenguaje claro y adaptado a su nivel socio-cultural. Para ganar la confianza del paciente, es importante dar información veraz y usar un lenguaje claro y adaptado a su nivel socio-cultural. Esto ayuda al paciente a entender su estado y el tratamiento, lo que genera confianza y colaboración.

¿Qué es la motivación en el contexto de la comunicación con el paciente?

A) Un reto menor en la práctica odontológica.
B) Algo que no tiene importancia.
C) Algo que solo se debe hacer al inicio del tratamiento.
D) Reto importante para que pacientes integren hábitos de salud en sus costumbres.

¿Qué factores influyen en la comunicación y relación con el paciente?

A) Solo los modelos verbales.
B) Solo los modelos no verbales.
C) Los modelos y comportamientos verbales y no verbales.
D) Ninguno de los anteriores.

¿Qué es entrevista personal en el contexto de la relación dentista-paciente?

A) Un método flexible para recoger información y establecer una relación interpersonal.
B) Un método rígido y estructurado.
C) Solo una serie de preguntas.
D) Un método que no se utiliza en odontología.

¿Qué tipo de paciente asume toda obediencia y el mando durante el tratamiento?

A) Paciente cooperativo.
B) Paciente pasivo.
C) Paciente participativo.
D) Paciente independiente.

¿Qué caracteriza a un paciente cooperativo?

A) No colabora en el tratamiento.
B) Está informado de su estado y dispuesto a colaborar en el tratamiento.
C) Asume toda la responsabilidad del tratamiento.
D) No sigue las indicaciones del dentista.

D) Reto importante para que los pacientes integren hábitos de salud en sus costumbres. La motivación es un reto importante en la práctica odontológica porque el equipo debe conseguir que los pacientes acepten e integren los hábitos de salud en sus costumbres. Esto se logra a través de una comunicación bidireccional y estrategias de educación sanitaria.

C) Los modelos y comportamientos verbales y no verbales. La comunicación y relación con el paciente están influenciadas por los modelos y comportamientos verbales y no verbales. Ambos tipos de comunicación son importantes para establecer una relación multidimensional y satisfactoria entre el paciente y el equipo odontológico.

A) Un método flexible para recoger información y establecer una relación interpersonal. La entrevista personal es un método flexible que permite recoger información, evaluar y diagnosticar, y tiene funciones motivadoras y terapéuticas. Establece las bases para una relación de confianza entre el paciente y el profesional.

B) Paciente pasivo. El paciente pasivo es aquel que asume una actitud de obediencia y deja que el profesional asuma toda la responsabilidad y el mando durante el tratamiento. Este tipo de paciente se deja llevar sin resistencia en todas las fases del tratamiento.

B) Está informado de su estado y dispuesto a colaborar en el tratamiento. Un paciente cooperativo es aquel que, informado de su estado y del plan de tratamiento, está dispuesto a colaborar y seguir cada fase del tratamiento. Este tipo de paciente participa activamente en su cuidado dental.

31

¿Qué caracteriza a un paciente receptivo según la clasificación de Fox?

A) Colabora, comprende la necesidad del tratamiento y acepta lo que se le sugiere.
B) No acude al dentista hasta tener una emergencia.
C) Nunca está conforme con los tratamientos recibidos.
D) Acepta todo sin manifestar opinión.

32

¿Cómo se comporta un paciente escéptico según la clasificación de Fox?

A) Acude regularmente al dentista.
B) Espera una emergencia para solicitar tratamiento y duda de lo que se le sugiere.
C) Siempre está conforme con los tratamientos recibidos.
D) Acepta todo sin manifestar opinión.

¿Qué actitud tiene un paciente histérico según la clasificación de Fox?

A) Colabora y acepta las sugerencias del dentista.
B) Nunca está conforme, se expresa mal de otros dentistas y emite juicios personales.
C) Acepta todo sin manifestar opinión.
D) Solo acude al dentista en caso de emergencia.

33

¿Qué caracteriza a un paciente pasivo según la clasificación de Fox?

A) Colabora y acepta las sugerencias del dentista.
B) Nunca está conforme con los tratamientos recibidos.
C) Acepta todo sin manifestar mucha opinión sobre el tratamiento.
D) Solo acude al dentista en caso de emergencia.

34

¿Qué factores pueden influir en el éxito del tratamiento por parte de los pacientes?

A) Iniciar y continuar el tratamiento, asistir a las citas, tomar la medicación y mantener cambios en el estilo de vida.
B) Solo la asistencia a las citas.
C) Solo tomar la medicación prescrita.
D) Evitar comportamientos de riesgo.

35

A) Colabora, comprende la necesidad del tratamiento y acepta lo que se le sugiere. Un paciente receptivo es aquel que no espera a tener un problema para acudir al dentista. Es colaborador, comprende la necesidad del tratamiento y acepta las sugerencias del profesional. Este tipo de paciente es proactivo en el cuidado de su salud bucal.

B) Espera una emergencia para solicitar tratamiento y duda de lo que se le sugiere. Un paciente escéptico no acostumbra a ir regularmente al dentista y solo busca tratamiento en caso de emergencia. Una vez solucionado su problema, tiende a olvidar su cuidado bucal, falta a las citas y duda de las sugerencias del dentista.

B) Nunca está conforme, se expresa mal de otros dentistas y emite juicios personales. Un paciente histérico nunca está conforme con los tratamientos recibidos, ha visitado a muchos dentistas y se expresa mal de ellos. Emite juicios personales sobre la calidad de los tratamientos y es importante ser cauto con ellos, aclarando las limitaciones del tratamiento antes de iniciarlo.

C) Acepta todo sin manifestar mucha opinión sobre el tratamiento. Un paciente pasivo acepta todo sin manifestar mucha opinión sobre si el tratamiento si le es cómodo o no. Este tipo de paciente por ejemplo va por un evento social /familiar a arreglarse la estética dental como una prótesis dental y luego incluso no la usa más que ese día y no se preocupa de ella ni de próximas visitas al dentista , es un paciente que no suele causar problemas al dentista.

A) Iniciar y continuar el tratamiento, asistir a las citas, tomar la medicación y mantener cambios en el estilo de vida. La adhesión al tratamiento puede verse influida por varios factores, como iniciar y continuar el programa de tratamiento, asistir a las citas, tomar la medicación prescrita, mantener cambios en el estilo de vida y evitar comportamientos de riesgo que puedan afectar la salud oral.

¿Qué es importante lograr en la primera visita odontológica del niño?

36

A) Realizar tratamientos complejos de inmediato.
B) Evitar cualquier tipo de comunicación con el niño.
C) Hacer que el niño tenga una experiencia satisfactoria y estimulante.
D) Realizar solo procedimientos de emergencia.

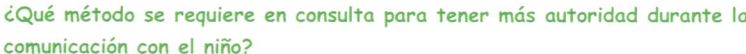

Técnica utilizada para disminuir ansiedad y miedo a lo desconocido en niños antes de comenzar cualquier maniobra

37

A) Control mediante la voz.
B) Desensibilización.
C) Decir, mostrar, hacer.
D) Modelamiento.

¿Qué método se requiere en consulta para tener más autoridad durante la comunicación con el niño?

38

A) Desensibilización.
B) Control mediante la voz.
C) Modelamiento.
D) Reforzamiento positivo.

¿Qué técnica se usa para aminorar los temores y la tensión del paciente mediante la relajación?

39

A) Decir, mostrar, hacer.
B) Control mediante la voz.
C) Desensibilización.
D) Reforzamiento positivo.

¿Qué tipo de reforzadores pueden utilizarse en el reforzamiento positivo para mantener y repetir conductas deseadas?

40

A) Reforzadores materiales.
B) Reforzadores sociales.
C) Reforzadores de actividad.
D) Todos los anteriores

C) Hacer que el niño tenga una experiencia satisfactoria y estimulante. En la primera visita odontológica del niño, es importante que tenga una experiencia satisfactoria y estimulante para evitar que desarrolle miedo o fobias en el futuro. Esto se logra mediante un proceso de enseñanza-aprendizaje que promueve una actitud positiva hacia la odontología.

C) Decir, mostrar, hacer. La técnica "Decir, mostrar, hacer" es utilizada para disminuir la ansiedad y el miedo a lo desconocido en los niños antes de comenzar cualquier maniobra. Consiste en explicar al niño lo que se le hará, mostrarle el instrumental y simular lo que sucederá, ayudando a que el niño se sienta más cómodo y seguro. Esta técnica ayuda a reducir el miedo y la ansiedad del niño al familiarizarlo con el proceso. *Decir-mostrar-hacer* es una técnica de manejo de conducta que utiliza la explicación y demostración de un procedimiento antes de realizarlo para reducir la ansiedad y mejorar la cooperación del paciente.

B) Control mediante la voz. El método de control mediante la voz requiere que el odontólogo proyecte autoridad durante su comunicación con el niño. El tono de voz es crucial para interceptar conductas inapropiadas y ganar la atención y docilidad del paciente sin efectos negativos perceptibles.

C) Desensibilización. Técnica utilizada en odontopediatría para disminuir miedos aprendidos o reacciones fóbicas en pacientes con o sin experiencias dentales anteriores. Se provee al niño con nuevas y más placenteras percepciones para relacionarlas con la situación que provoca ansiedad. Esto incluye enseñar métodos de relajación y presentar escenas imaginarias de forma gradual. *Desensibilización* es un proceso terapéutico que reduce la sensibilidad a estímulos que provocan miedo o ansiedad mediante la exposición gradual y controlada a esos estímulos.

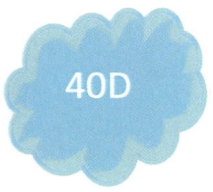

D) Todos los anteriores. En el reforzamiento positivo, se pueden utilizar reforzadores materiales (como regalos pequeños), sociales (como elogios y felicitaciones) y de actividad (como participar en una actividad agradable). Estos reforzadores ayudan a mantener y repetir conductas deseadas en los niños.

41

¿Qué es el control de voz y cómo se utiliza en odontopediatría?

A) Cambio súbito y abrupto de voz para conseguir la atención del paciente.
B) Uso de un tono de voz suave y constante.
C) Evitar hablar durante el tratamiento.
D) A y B son correctas.

42

¿Qué papel juega la comunicación verbal y paraverbal en el manejo de la conducta del niño en odontopediatría?

A) Solo es importante para los padres.
B) Ayuda a relajar al niño y establecer confianza
C) Reduce la ansiedad y miedo del niño.
D) B y C son correctas.

¿Qué técnicas físicas se pueden utilizar para manejar la conducta del niño en situaciones de histeria o rabieta?

43

A) Bloques de mordida y abrebocas.
B) Mano sobre boca y restricción física.
C) Sedación y anestesia general.
D) A y B son correctas.

¿Qué es la técnica de "mano sobre boca" y cuándo se utiliza en odontopediatría?

44

A) Técnica para enseñar nuevas habilidades.
B) Técnica para calmar al niño en situaciones de histeria o rabieta.
C) Técnica para premiar conductas deseadas.
D) Técnica para evitar que el niño hable.

Técnicas de modificación de la conducta, señala la falsa:

45

A) Refuerzo.
B) Imitación.
C) Desensibilización.
D) Restricción física.

A) Cambio súbito y abrupto de voz para conseguir la atención del paciente. El control de voz en odontopediatría implica un cambio súbito y abrupto de voz para conseguir la atención del paciente. Es más importante el tono de voz que lo que se dice, ya que el cambio de tono puede captar la atención del niño y ayudar a manejar su comportamiento. *Control de voz es una técnica de manejo de conducta que utiliza cambios en el tono y volumen de la voz para influir en el comportamiento de una persona.*

B) Ayuda a relajar al niño y establecer confianza. La comunicación verbal y paraverbal juega un papel crucial en el manejo de la conducta del niño en odontopediatría. Conocer al niño antes de la intervención, relajar al niño antes de explicar el procedimiento y utilizar un lenguaje adecuado a su edad ayuda a establecer confianza y reducir la ansiedad. *Comunicación paraverbal se refiere a los aspectos no verbales de la comunicación, como el tono de voz, el ritmo y la entonación, que pueden influir en cómo se percibe el mensaje.*

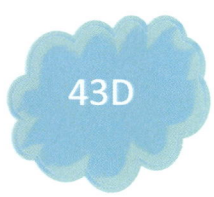

D) A y B son correctas. En situaciones de histeria o rabieta, se pueden utilizar técnicas físicas como bloques de mordida, abrebocas, mano sobre boca y restricción física para manejar la conducta del niño. Estas técnicas ayudan a restablecer la comunicación y controlar el comportamiento del paciente durante el tratamiento dental. *Restricción física es una técnica de manejo de conducta que implica limitar los movimientos del paciente para garantizar su seguridad y la del profesional durante un procedimiento.*

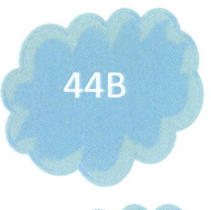

B) Técnica para calmar al niño en situaciones de histeria o rabieta. La técnica de "mano sobre boca" se utiliza en odontopediatría para calmar al niño en situaciones de histeria o rabieta. Consiste en colocar suavemente la mano sobre la boca del niño para interrumpir el llanto o los gritos y restablecer la comunicación. *Mano sobre boca es una técnica de manejo de conducta que implica colocar la mano sobre la boca del niño para calmarlo y captar su atención.*

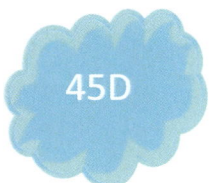

D) Restricción física. Técnicas de modificación de la conducta refuerzo desensibilización, imitación . no confundir con técnicas de manejo de conducta avanzadas: mano sobre boca, restricción física, sedación, anestesia general.

¿Cuál es la definición de comunicación?

A) El proceso de transmitir información de un punto a otro.
B) El sistema de comportamiento integrado que calibra, regulariza, mantiene y hace posible las relaciones humanas.
C) La capacidad de expresar sentimientos y pensamientos.
D) La interacción entre el emisor y el receptor.

¿Qué elemento de la comunicación se refiere al conjunto de signos y reglas que constituyen el mensaje?

A) Emisor.
B) Receptor.
C) Canal.
D) Código.

¿Qué es el feed-back en el contexto de la comunicación?

A) La información que el emisor envía al receptor.
B) La respuesta del receptor hacia el mensaje emitido por el emisor.
C) El canal por el que circula el mensaje.
D) El tono de voz utilizado en la comunicación.

¿Qué importancia tiene el paralenguaje en la comunicación con pacientes psiquiátricos?

A) Ninguna, ya que no afecta la comunicación.
B) Es crucial, ya que el tono de voz, volumen y timbre pueden influir en la percepción del mensaje.
C) Solo es importante en la comunicación escrita.
D) Es relevante solo en la comunicación no verbal.

¿En qué momento del proceso comunicativo pueden ocurrir errores o pérdidas de información?

A) Solo durante la emisión del mensaje.
B) Solo durante la recepción del mensaje.
C) Solo durante la respuesta al mensaje.
D) Durante la emisión, recepción y respuesta del mensaje.

B) El sistema de comportamiento integrado que calibra, regulariza, mantiene y hace posible las relaciones humanas. Sistema de comportamiento integrado que permite y regula las relaciones humanas. Esto implica que la comunicación no solo se trata de transmitir información, sino también de mantener y regular las interacciones sociales, asegurando que las relaciones humanas sean posibles y efectivas.

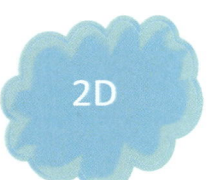

D) Código. El código es el conjunto de signos y reglas que, combinados, forman el mensaje en el proceso de comunicación. Este código puede ser un lenguaje hablado, escrito, o cualquier otro sistema de signos que permita la transmisión de información entre el emisor y el receptor.

B) La respuesta del receptor hacia el mensaje emitido por el emisor. El feed-back, o retroalimentación, es la respuesta que el receptor da al emisor después de recibir el mensaje. Esta respuesta es crucial porque indica al emisor que el mensaje ha sido recibido y comprendido correctamente. Sin feed-back, la comunicación sería unidireccional y no habría confirmación de que el mensaje fue entendido.

B) Es crucial, ya que el tono de voz, volumen y timbre pueden influir en la percepción del mensaje. El paralenguaje, que incluye elementos como el tono de voz, el volumen y el timbre, es especialmente importante en la comunicación con pacientes psiquiátricos. Estos elementos pueden influir significativamente en cómo los pacientes perciben y responden al mensaje, afectando su comprensión y reacción emocional.

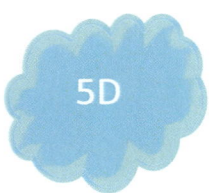

D) Durante la emisión, recepción y respuesta del mensaje. Los errores o pérdidas de información pueden ocurrir en cualquier momento del proceso comunicativo: durante la emisión, la recepción y la respuesta del mensaje. Cada una de estas etapas tiene sus propias fuentes de posibles errores.

¿Qué función del lenguaje se refiere al intercambio continuo de información?

A) Función heurística.
B) Función imaginativa.
C) Función informativa.
D) Función metalingüística.

¿Qué se entiende por barreras personales en la comunicación?

A) Factores ambientales que dificultan la comunicación.
B) Emociones, malos hábitos y prejuicios que impiden la comunicación.
C) Problemas técnicos en los dispositivos de comunicación.
D) Diferencias en el lenguaje y los símbolos utilizados.

¿Cuáles son los dos elementos básicos que constituyen la primera impresión?

A) Percepciones directas y conocimientos científicos.
B) Percepciones directas y comentarios o prejuicios.
C) Información visual y auditiva.
D) Datos objetivos y análisis detallado.

¿Qué se entiende por habilidades estratégicas en la comunicación terapéutica?

A) Acciones intencionadas que se pueden repetir voluntariamente y facilitan la consecución de los objetivos.
B) Técnicas de diagnóstico médico.
C) Métodos para reducir el tiempo de hospitalización.
D) Estrategias para evitar la comunicación con los pacientes.

¿Cuál debe ser el rol del profesional en toda comunicación terapéutica?

A) De autoridad y control.
B) De colaboración con el paciente.
C) De distancia y neutralidad.
D) De supervisión y evaluación.

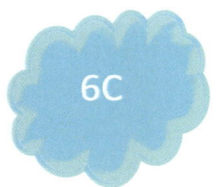

C) Función informativa. La función informativa del lenguaje se refiere al uso del lenguaje como medio para el intercambio continuo de información. Esta función es esencial para la comunicación efectiva y el intercambio de conocimientos.

B) Emociones, malos hábitos y prejuicios que impiden la comunicación. Las barreras personales son aquellas que surgen de las emociones, malos hábitos y prejuicios de las personas, lo que puede dificultar o impedir la comunicación efectiva.

B) Percepciones directas y comentarios o prejuicios. La primera impresión se forma a partir de percepciones directas (como el contacto visual y la observación) y de informaciones indirectas (como comentarios y prejuicios). Ambos elementos influyen en la imagen inicial que se forma de una persona. Las percepciones directas incluyen aspectos como el sexo, la edad, la forma de vestir y de moverse, mientras que las informaciones indirectas pueden incluir opiniones de terceros, estereotipos y experiencias previas. Esta combinación de factores puede llevarnos a formar juicios rápidos que no siempre son precisos.

A) Acciones intencionadas que se pueden repetir voluntariamente y facilitan la consecución de los objetivos. Las habilidades estratégicas en la comunicación terapéutica son acciones intencionadas que se pueden repetir voluntariamente y cuya realización facilita la consecución de los objetivos. Estas habilidades incluyen recibir de forma adecuada, practicar la escucha activa, mostrar empatía, preguntar eficazmente, integrar la información, negociar y motivar. Estas habilidades son esenciales para establecer una comunicación terapéutica eficaz y para proporcionar cuidados de calidad.

B) De colaboración con el paciente. En toda comunicación terapéutica, el rol del profesional debe ser de colaboración con el paciente. Esto implica intentar conocer al paciente lo mejor posible, atender a sus preocupaciones, averiguar sus motivaciones, valorar y reforzar sus propios recursos y potencialidades, y mostrarle respeto en todo momento. La colaboración y el respeto son fundamentales para establecer una relación terapéutica eficaz.

11

¿Qué se entiende por recursos humanos en una organización sanitaria?

A) El conjunto de equipos médicos y tecnología.
B) El conjunto de personas que trabajan en la organización con fines comunes.
C) El presupuesto financiero de la organización.
D) Los pacientes atendidos por la organización.

12

¿Qué características distinguen a un equipo de trabajo de un grupo de trabajo?

A) La cantidad de miembros.
B) La multidisciplinariedad y la interdisciplinariedad.
C) La ubicación geográfica.
D) El tipo de tecnología utilizada.

13

¿Qué se entiende por multidisciplinariedad en el contexto del equipo de trabajo sanitario?

A) La inclusión de diferentes tecnologías en el trabajo.
B) La inclusión de distintas categorías profesionales en el equipo.
C) La realización de múltiples tareas por un solo profesional.
D) La rotación de personal entre diferentes departamentos.

14

¿Qué es necesario para fomentar el trabajo en equipo en el contexto sanitario?

A) La independencia de cada profesional en su trabajo.
B) La falta de comunicación entre los miembros del equipo.
C) La adecuada formación para todos los profesionales y la evaluación periódica conjunta del trabajo.
D) La ausencia de metas y objetivos comunes.

15

¿Cuál es el verdadero objetivo de la intervención de los equipos sanitarios en la comunidad?

A) Mejorar la infraestructura hospitalaria.
B) Desarrollar integralmente la comunidad y su salud.
C) Reducir los costos de los servicios sanitarios.
D) Aumentar la cantidad de personal sanitario.

B) El conjunto de personas que trabajan en la organización con fines comunes. Los recursos humanos en una organización sanitaria se refieren al conjunto de personas que trabajan en la organización con fines comunes. Estas personas son una parte muy importante de la organización, ya que de ellas depende la calidad del servicio. En el contexto sanitario, los recursos humanos son especialmente complejos debido a la diversidad de manifestaciones y conductas de cada individuo, que están condicionadas por factores difíciles de determinar.

B) La multidisciplinariedad y la interdisciplinariedad. Las características que distinguen a un equipo de trabajo de un grupo de trabajo son la multidisciplinariedad y la interdisciplinariedad. La multidisciplinariedad se refiere a la inclusión de distintas categorías profesionales, mientras que la interdisciplinariedad se refiere a las relaciones profesionales entre estas categorías con un objetivo común, que en el caso del equipo sanitario es el bienestar del paciente.

B) La inclusión de distintas categorías profesionales en el equipo. La multidisciplinariedad en el contexto del equipo de trabajo sanitario se refiere a la inclusión de distintas categorías profesionales en el equipo. Esto incluye a médicos, fisioterapeutas, diplomados de enfermería, auxiliares de enfermería, terapeutas ocupacionales, administrativos, matronas, técnicos especialistas, mantenimiento y otros servicios técnicos. La colaboración entre estas diversas categorías profesionales es esencial para proporcionar un cuidado integral y de alta calidad al paciente.

C) La adecuada formación para todos los profesionales y la evaluación periódica conjunta del trabajo. Para fomentar el trabajo en equipo en el contexto sanitario, es necesario proporcionar una adecuada formación para todos los profesionales y realizar evaluaciones periódicas conjuntas del trabajo. Esto asegura que todos los miembros del equipo estén bien preparados y alineados con los objetivos comunes, lo que mejora la coordinación y la eficacia del equipo en la atención al paciente.

B) Desarrollar integralmente la comunidad y su salud. El verdadero objetivo de la intervención de los equipos sanitarios en la comunidad es el desarrollo integral de la misma y, por tanto, de su salud. Esto implica que la comunidad debe ser el protagonista fundamental del proceso, con la ayuda de todos sus recursos. Los equipos sanitarios deben contribuir a fomentar la participación global, conocer las demandas y necesidades de la comunidad, divulgar conocimientos, coordinar recursos, y estimular a la comunidad para que tome conciencia de sus problemas y contribuya a su solución.

16

¿Por qué se está desarrollando cada vez más el trabajo en equipo en los centros sanitarios?

A) Porque es una exigencia legal.
B) Porque se producen más y mejores soluciones, se desarrollan mejor las capacidades creativas y se satisfacen mejor las necesidades.
C) Porque reduce la cantidad de personal necesario.
D) Porque facilita la administración de medicamentos.

17

¿Qué efecto tiene el trabajo en equipo en la satisfacción de las necesidades y el logro de metas?

A) Reduce la capacidad para satisfacer necesidades y alcanzar metas.
B) Mejora la satisfacción de las necesidades y fortalece la capacidad para alcanzar logros y metas.
C) No tiene ningún efecto en la satisfacción de necesidades y el logro de metas.
D) Dificulta la satisfacción de necesidades y el logro de metas.

18

¿Qué actitud debe tener un miembro de un grupo para contribuir positivamente al funcionamiento del equipo?

A) Ser activo y con iniciativas, proponiendo ideas y soluciones.
B) Ser pasivo y esperar instrucciones.
C) Evitar expresar opiniones para no causar conflictos.
D) Trabajar de manera independiente sin colaborar con los demás.

19

¿Por qué es importante clarificar las ideas que se poseen en un grupo?

A) Para evitar que otros miembros del grupo propongan ideas.
B) Para asegurarse de que todos entienden y pueden contribuir al desarrollo del trabajo.
C) Para imponer nuestras ideas sobre las de los demás.
D) Para reducir la cantidad de trabajo.

20

¿Qué significa manifestar nuestra opinión haciendo uso de asertividad?

A) Expresar nuestras opiniones de manera agresiva.
B) Evitar expresar nuestras opiniones para no causar conflictos.
C) Expresar nuestras opiniones de manera clara y respetuosa, sin imponerlas.
D) Ignorar las opiniones de los demás.

B) Porque se producen más y mejores soluciones, se desarrollan mejor las capacidades creativas y se satisfacen mejor las necesidades. La colaboración entre diferentes profesionales permite aprovechar las diversas perspectivas y habilidades, lo que resulta en soluciones más innovadoras y efectivas. Además, trabajar en equipo fortalece la capacidad para alcanzar logros y metas comunes.

B) Mejora la satisfacción de las necesidades y fortalece la capacidad para alcanzar logros y metas. El trabajo en equipo mejora la satisfacción de las necesidades y fortalece la capacidad para alcanzar logros y metas. La colaboración entre diferentes profesionales permite aprovechar las diversas habilidades y perspectivas, lo que resulta en soluciones más efectivas y en una mayor fortaleza para alcanzar los objetivos comunes. Trabajar en equipo también fomenta un ambiente de apoyo y cooperación, lo que contribuye al éxito del grupo.

A) Ser activo y con iniciativas, proponiendo ideas y soluciones. Para contribuir positivamente al funcionamiento del equipo, un miembro debe ser activo y tener iniciativas, proponiendo ideas y soluciones. Esta actitud proactiva ayuda a impulsar el desarrollo del trabajo y a encontrar soluciones creativas a los problemas. Además, ser activo y propositivo fomenta un ambiente de colaboración y dinamismo dentro del grupo.

B) Para asegurarse de que todos entienden y pueden contribuir al desarrollo del trabajo. Clarificar las ideas que se poseen en un grupo es importante para asegurarse de que todos los miembros entienden y pueden contribuir al desarrollo del trabajo. La claridad en la comunicación evita malentendidos y asegura que todos estén alineados con los objetivos y las tareas del grupo. Esto facilita la colaboración y la coordinación efectiva.

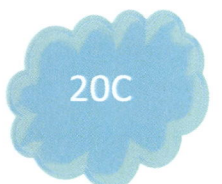

C) Expresar nuestras opiniones de manera clara y respetuosa, sin imponerlas. Manifestar nuestra opinión haciendo uso de asertividad significa expresar nuestras opiniones de manera clara y respetuosa, sin imponerlas a los demás. La asertividad permite comunicar nuestras ideas y sentimientos de manera efectiva, respetando al mismo tiempo las opiniones y sentimientos de los demás. Esta habilidad es fundamental para una comunicación saludable y constructiva en el grupo.

¿Qué debe evitarse al llamar la atención a un compañero por algún motivo concreto?

A) Hacer la llamada de atención delante de los demás.
B) Centrarse en los hechos y no en las impresiones primeras.
C) Realizar juicios de valor.
D) Centrarse en acciones concretas que puedan ser modificadas.

¿Qué efecto tiene la ayuda desinteresada a los compañeros en el ambiente laboral?

A) Genera conflictos y resentimientos.
B) Mejora la unión, colaboración y cooperación, logrando mejores resultados.
C) Reduce la productividad del equipo.
D) Desvía la atención de las tareas importantes, dando la sensación de protagonismo.

¿Cómo pueden los empleados conocer los servicios del centro?

A) Solo mediante la experiencia personal.
B) Mediante programas de formación, folletos publicitarios, preguntando a los compañeros y utilizándolos uno mismo.
C) Solo preguntando a los superiores.
D) Solo a través de reuniones formales.

¿Qué papel desempeña el liderazgo en la empresa sanitaria?

A) Controlar y supervisar.
B) Delegar responsabilidades a los empleados más destacados.
C) Imponer reglas estrictas sin participación de los empleados.
D) Coordinar, fomentar el trabajo en equipo y solucionar problemas.

¿Qué es la aptitud?

A) La voluntad para encarar las actividades.
B) El conocimiento o capacidad para desarrollar cierta actividad.
C) La motivación social para alcanzar objetivos.
D) La predisposición aprendida a responder de un modo consistente.

A) Hacer la llamada de atención delante de los demás. Al llamar la atención a un compañero por algún motivo concreto, es importante evitar hacerlo delante de los demás. Llamar la atención en privado es más respetuoso y evita humillar al compañero, lo que puede generar resentimiento y deteriorar el ambiente laboral. Es fundamental centrarse en los hechos y en acciones concretas que puedan ser modificadas, en lugar de realizar juicios de valor.

B) Mejora la unión, colaboración y cooperación, logrando mejores resultados. La ayuda desinteresada a los compañeros mejora la unión, colaboración y cooperación dentro del equipo, lo que resulta en mejores resultados. Cuando los miembros del equipo se apoyan mutuamente, se crea un ambiente de trabajo positivo y productivo, donde todos se benefician y se logran soluciones más efectivas.

B) Mediante programas de formación, folletos publicitarios, preguntando a los compañeros y utilizándolos uno mismo. Los empleados pueden conocer los servicios del centro a través de diversas actividades, como programas de formación, folletos publicitarios, preguntando a los compañeros y, si es posible, utilizándolos uno mismo. Estas actividades permiten a los empleados familiarizarse con los servicios ofrecidos y mejorar su capacidad para informar y asistir a los usuarios.

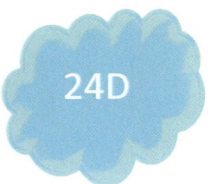

D) Coordinar, fomentar el trabajo en equipo y solucionar problemas. El liderazgo en la empresa sanitaria implica coordinar, fomentar el trabajo en equipo y solucionar problemas. Los líderes no solo controlan, sino que también promueven la participación de los trabajadores, favorecen su promoción y autoestima profesional, y trabajan para que los empleados se sientan parte integral de la organización. Este enfoque es esencial para lograr una organización excelente y mejorar la calidad de los servicios sanitarios.

B) El conocimiento o capacidad para desarrollar cierta actividad. La aptitud es el conocimiento o capacidad para desarrollar cierta actividad. En psicología, se refiere a cualquier característica psicológica que permite pronosticar diferencias interindividuales en situaciones futuras de aprendizaje. La aptitud engloba tanto capacidades cognitivas y procesos como características emocionales y de personalidad, y está relacionada con la inteligencia y habilidades tanto innatas como adquiridas.

¿Qué es la actitud según?

A) La predisposición aprendida a responder de un modo consistente a un objeto social.
B) El conocimiento o capacidad para desarrollar cierta actividad.
C) La capacidad de realizar adecuadamente una tarea.
D) La inteligencia y habilidades innatas.

¿Por qué es importante conocer la opinión de los usuarios sobre los servicios sanitarios?

A) Para reducir los costos operativos.
B) Para mejorar la infraestructura del centro.
C) Para determinar los criterios de calidad y mejorar el servicio.
D) Para aumentar la cantidad de personal disponible.

¿Qué caracteriza al estilo asertivo de comunicación?

A) Provocar respuestas de defensa y ataque.
B) Anteponer los deseos de los demás a los propios.
C) Exponer puntos de vista respetando los de los demás y demostrando empatía.
D) Evitar expresar opiniones para no causar conflictos.

¿Qué ley básica de la comunicación establece que "lo verdadero no es lo que dice el emisor, sino lo que entiende el receptor"?

A) La ley de la retroalimentación.
B) La ley de la percepción.
C) La ley de la interpretación.
D) La ley de la claridad.

¿Qué caracteriza al estilo pasivo de comunicación?

A) Provocar respuestas de defensa y ataque.
B) Exponer puntos de vista respetando los de los demás.
C) Tener dificultades para negarse a las peticiones de los demás y anteponer los deseos de los otros a los propios.
D) Ser firme y seguro, respetando al otro.

A) La predisposición aprendida a responder de un modo consistente a un objeto social. La actitud es la forma de actuar de una persona y el comportamiento que emplea para hacer las cosas. La actitud puede considerarse como una forma de motivación social que impulsa y orienta la acción hacia determinados objetivos y metas.

C) Para determinar los criterios de calidad y mejorar el servicio. Conocer la opinión de los usuarios sobre los servicios sanitarios es importante porque sus percepciones determinan en gran medida los criterios de calidad del servicio. Al entender cómo los usuarios perciben el servicio y qué aspectos consideran importantes, los profesionales pueden identificar áreas de mejora y trabajar para ofrecer un servicio que satisfaga mejor las necesidades y expectativas de los usuarios.

C) Exponer puntos de vista respetando los de los demás y demostrando empatía. El estilo asertivo de comunicación se caracteriza por exponer los puntos de vista propios al tiempo que se respetan los de los demás y se demuestra empatía. Las personas asertivas entienden que la comunicación es cosa de dos y realizan sus planteamientos desde una posición abierta y flexible. Este estilo de comunicación es valorado positivamente por los demás y permite expresar lo que se piensa y se quiere sin hacer sentir mal al otro.

C) La ley de la interpretación. Esta ley destaca la importancia de asegurarse de que el mensaje se entienda correctamente por el receptor, ya que la percepción del receptor es lo que determina la efectividad de la comunicación.

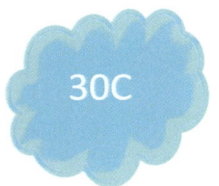

C) Tener dificultades para negarse a las peticiones de los demás y anteponer los deseos de los otros a los propios. Las personas con un estilo pasivo encuentran serias barreras a la hora de hacer una legítima defensa de sus derechos, lo que puede llevar a que otros se aprovechen de su inseguridad y generen comportamientos agresivos.

¿Qué actitud debe tener un profesional asertivo hacia los usuarios?

A) Ser servil y siempre ceder a las peticiones de los usuarios. Que siempre tienen la razón.
B) Tratar a los usuarios con respeto a sus derechos y necesidades, sin ser servil ni dominante.
C) Intentar convencer al usuario por encima de todo.
D) Imponer sus propias opiniones sin considerar las de los usuarios.

¿En qué consiste la técnica del "disco rayado"?

A) En cambiar constantemente el mensaje para mantener la atención.
B) En evitar responder a las preguntas del interlocutor.
C) En repetir un mensaje hasta que se ha entendido o aceptado.
D) En utilizar tecnicismos para confundir al interlocutor.

¿En qué situaciones se utiliza la técnica del "banco de niebla"?

A) En situaciones de agresividad, cuando la otra persona está muy enfadada.
B) En situaciones de calma y acuerdo.
C) En situaciones donde se necesita cambiar de tema.
D) En situaciones donde se requiere una respuesta rápida.

¿Qué postura corporal es más eficaz desde el punto de vista de la comunicación?

A) Postura de alejamiento y escuchar atentamente.
B) Postura de acercamiento, inclinando el cuerpo hacia delante.
C) Postura relajada y brazos cruzados.
D) Postura rígida y tensa.

¿Qué indican los movimientos rítmicos de las piernas o pies durante una conversación?

A) Seguridad y confianza.
B) Ganas de intervenir en la conversación.
C) Emoción e interés por la conversación.
D) Deseo de marcharse o abandonar la situación.

B) Tratar a los usuarios con respeto a sus derechos y necesidades, sin ser servil ni dominante. Un profesional asertivo debe tratar a los usuarios con respeto a sus derechos y necesidades, sin ser servil ni dominante. La asertividad permite al profesional expresar lo que quiere y piensa, dar su opinión y negarse a algunas peticiones de manera respetuosa. Este enfoque asegura que los usuarios se sientan valorados y comprendidos, mientras que el profesional mantiene su autoestima y respeto propio.

C) En repetir un mensaje hasta que se ha entendido o aceptado. Esta técnica es útil cuando la otra persona no quiere aceptar la solución o alternativa planteada y no se tiene otra opción que ofrecer. La repetición del mensaje ayuda a mantener el autocontrol y refleja la firmeza y seguridad de la respuesta del profesional. Es importante no salirse del tema y no entrar en ataques personales o descalificaciones.

A) En situaciones de agresividad, cuando la otra persona está muy enfadada. La técnica del "banco de niebla" se utiliza en situaciones de agresividad, cuando la otra persona está tan enfadada que no quiere ni oír los argumentos que se le exponen. Consiste en hacer algo inesperado, como manifestar un acuerdo parcial con sus críticas o aceptar la parte de verdad de la crítica. Esto hace que la otra persona "baje la guardia" y permite intervenir con nuestros argumentos o razones.

B) Postura de acercamiento, inclinando el cuerpo hacia delante. La postura más eficaz desde el punto de vista de la comunicación es la postura de acercamiento, inclinando el cuerpo hacia delante. Esta postura refleja una actitud activa y erguida, dando frente a la otra persona directamente, lo que añade más asertividad al mensaje. La postura corporal puede reflejar distintas actitudes y sentimientos, y una postura de acercamiento muestra interés y compromiso en la interacción.

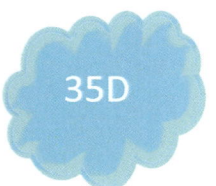

D) Deseo de marcharse o abandonar la situación. Los movimientos rítmicos de las piernas o pies durante una conversación pueden interpretarse como un deseo de marcharse o abandonar la situación. Cuanto más lejos esté una parte del cuerpo de la cara, menos importancia se le otorga desde el punto de vista de la comunicación. Agitar rítmicamente los pies o cambiar la posición de las piernas puede ser una señal de incomodidad o deseo de finalizar la interacción.

¿Qué tipos de retroalimentación existen en la comunicación?

A) Retroalimentación de atención y retroalimentación refleja.
B) Retroalimentación positiva y negativa.
C) Retroalimentación verbal y no verbal.
D) Retroalimentación directa e indirecta.

¿Qué técnica se puede utilizar si el usuario no acepta la negativa?

A) Ignorar al usuario.
B) Responder a los ataques personales de manera tranquila.
C) Utilizar la técnica del disco rayado.
D) Cambiar de tema.

¿Cuál es la actitud adecuada para tratar a una persona en una situación de agresividad?

A) Ser violento, ponerse a su nivel para que vea que no manda.
B) Ignorar a la persona, esperar a que se calme la situación por si sola.
C) Ser asertivo, demostrando seguridad y firmeza.
D) Dar la espalda y fingir que no es escuchada.

¿Qué diferencia a la entrevista clínica de una conversación habitual y espontánea?

A) La entrevista clínica es más corta.
B) La entrevista clínica tiene un fin preestablecido.
C) La entrevista clínica es menos formal.
D) La entrevista clínica no requiere preparación.

¿Qué aspectos confluyen en la entrevista clínica?

A) Aspecto técnico y aspecto emocional.
B) Aspecto físico y aspecto psicológico.
C) Aspecto social y aspecto económico.
D) Aspecto interpersonal y aspecto técnico.

A) Retroalimentación de atención y retroalimentación refleja. Existen dos tipos de retroalimentación en la comunicación: retroalimentación de atención y retroalimentación refleja. La retroalimentación de atención incluye mirar más del 50% del tiempo, mantener una distancia apropiada, tener una postura correcta, asentir con la cabeza y emitir afirmaciones verbales. La retroalimentación refleja consiste en proyectar el significado del contenido del que habla, mostrando empatía y reforzando la comunicación.

C) Utilizar la técnica del disco rayado. La técnica del disco rayado consiste en repetir el mensaje de manera constante y firme hasta que el usuario lo entienda y acepte. Esta técnica es útil cuando el usuario no acepta la negativa inicial y continúa insistiendo en su petición. Al repetir el mensaje de manera calmada y consistente, el profesional puede reforzar la negativa sin entrar en confrontaciones ni responder a posibles ataques personales o críticas. Es importante mantener la calma y la profesionalidad, y centrarse en las posibles alternativas que se pueden ofrecer al usuario, si las hay.

C) Ser asertivo, demostrando seguridad y firmeza. El texto indica que una persona en una situación de agresividad necesita ser tratada de forma asertiva, demostrando seguridad y firmeza. Es importante no intentar ponerse a la altura de la persona agresiva, ya que la agresividad genera más agresividad. La calidad en la atención al público exige que no se intente frenar la agresividad con una actitud violenta o retadora, ya que esto puede ofrecer una imagen de mal servicio y poca profesionalidad, además de no ser efectivo y, en muchos casos, generar más violencia.

B) La entrevista clínica tiene un fin preestablecido. Es una herramienta de trabajo esencial para la enfermería que implica una comunicación estructurada entre dos o más personas con el objetivo de evaluar diagnóstica y terapéuticamente los problemas biológicos, psicológicos y sociales de los usuarios. Esta estructura y propósito específico la distinguen de una conversación casual.

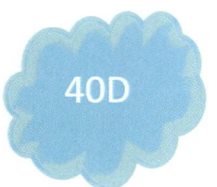

D) Aspecto interpersonal y aspecto técnico. En la entrevista clínica confluyen el aspecto interpersonal y el aspecto técnico. El aspecto interpersonal se refiere a la relación de ayuda que se establece entre el personal de enfermería y el destinatario de sus cuidados, mientras que el aspecto técnico implica la aplicación de conocimientos científicos para evaluar y tratar los problemas del paciente. Esta combinación de aspectos es fundamental para una atención integral y efectiva.

¿Cuál es la definición de comunicación?

A) El proceso de transmitir información de un punto a otro.
B) El sistema de comportamiento integrado que calibra, regulariza, mantiene y hace posible las relaciones humanas.
C) La capacidad de expresar sentimientos y pensamientos.
D) La interacción entre el emisor y el receptor.

¿Qué característica debe tener la relación entre el entrevistador y el paciente para ser efectiva?

A) Ser distante y formal.
B) Ser cálida y cercana.
C) Ser indiferente y neutral.
D) Ser estricta y autoritaria.

¿Qué es la escalada simétrica en la comunicación patológica?

A) Cuando una persona domina la conversación.
B) Cuando no hay comunicación.
C) Cuando ambas partes aumentan su agresividad.
D) Cuando se evita la confrontación.

¿Qué es el síndrome del cuidador?

A) Un trastorno exclusivo de los pacientes.
B) El impacto negativo del cuidado en la salud del cuidador.
C) Una enfermedad contagiosa.
D) Un problema menor sin consecuencias graves.

¿Qué es la claudicación familiar y cómo se previene?

A) La falta de apoyo social, se previene con terapia grupal.
B) El abandono del rol de cuidador, se previene con apoyo y asesoramiento.
C) La falta de recursos económicos, se previene con subsidios.
D) La falta de comunicación, se previene con talleres de comunicación.

B) El sistema de comportamiento integrado que calibra, regulariza, mantiene y hace posible las relaciones humanas. La comunicación no es solo transmitir información, sino que es un proceso complejo y dinámico que permite a los seres humanos relacionarse, entenderse, coordinarse y convivir. La comunicación es como un sistema de comportamiento que: Calibra: ajusta el mensaje y el interlocutor. Regulariza: establece normas y patrones para que el intercambio sea comprensible. Mantiene: sostiene las relaciones humanas en el tiempo. Hace posible: permite que las relaciones existan y se desarrollen.

B) Ser cálida y cercana. Esto implica una proximidad afectiva que se expresa principalmente de manera no verbal, como una mirada franca, una sonrisa oportuna, una expresión facial relajada y una posición corporal que exprese apertura y respeto por el espacio personal del paciente. Una relación cálida y cercana facilita la comunicación y la confianza, lo que es esencial para una entrevista clínica exitosa.

C) Cuando ambas partes aumentan su agresividad. La escalada simétrica es una forma de comunicación patológica en la que ambas partes en la interacción aumentan su agresividad de manera progresiva. Este tipo de comunicación puede llevar a conflictos intensos y difíciles de resolver, ya que cada parte responde a la agresividad de la otra con más agresividad, creando un ciclo de escalada.

B) El impacto negativo del cuidado en la salud del cuidador. Es un síndrome que afecta a las personas que brindan cuidado a alguien más, se podría decir que es un agotamiento de cuidar a una persona en particular ya sea amigo o familiar "el agotamiento emocional, físico y mental que experimentan las personas que brindan cuidado continuo a familiares o seres queridos con enfermedades crónicas, discapacidades o dependencia, debido a las demandas y responsabilidades constantes del cuidado."La Organización Mundial de la Salud (OMS), lo define como "una respuesta física, emocional y social negativa que resulta de la percepción de la persona como cuidador principal de un familiar enfermo, discapacitado o de edad avanzada. Este síndrome se caracteriza por el estrés crónico, el agotamiento y la sobrecarga física y emocional."

B) El abandono del rol de cuidador, se previene con apoyo y asesoramiento. La claudicación familiar se refiere al abandono del rol de cuidador debido a la sobrecarga y el estrés. Se previene proporcionando apoyo y asesoramiento a los cuidadores, ayudándoles a manejar situaciones problemáticas y ofreciéndoles recursos y estrategias para continuar con su labor de cuidado sin comprometer su propia salud y bienestar.

¿Qué tendencia mundial ha sido observada por la Organización Mundial de la Salud (OMS) en relación con el uso de sustancias psicoactivas (SPA)?

A) Disminución general en el uso de alcohol y drogas ilícitas.
B) Disminución en el uso de alcohol y aumento en el uso de drogas ilícitas.
C) Estabilidad en el uso de alcohol y drogas ilícitas.
D) Aumento general en el uso de alcohol y drogas ilícitas.

¿Cómo define la OMS a las sustancias psicoactivas (SPA)?

A) Sustancias que solo afectan el sistema nervioso periférico.
B) Sustancias que no tienen efectos sobre el comportamiento.
C) Sustancias químicas que, introducidas en un organismo vivo, pueden alterar el sistema nervioso central.
D) Sustancias naturales que no tienen efectos psico-neurobio-socio-tóxicos.

¿Cuál de los siguientes sistemas es afectado por el abuso y dependencia de sustancias psicoactivas (SPA)?

A) Sistema cardiovascular.
B) Sistema estomatognático.
C) Sistema respiratorio.
D) Sistema digestivo.

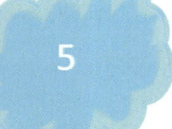

¿Qué alteraciones bucales son comunes en usuarios de SPA según la experiencia clínica-odontológica?

A) Aumento del flujo salival y reducción de caries.
B) Xerostomía, alteración del flujo salival y caries atípicas.
C) Mejora en la percepción del gusto y aumento de la capacidad buffer.
D) Reducción de erosiones y abrasiones.

¿Qué efectos tiene el consumo de marihuana en la salud bucal?

A) Disminuye el riesgo de caries y enfermedad periodontal.
B) No tiene efectos sobre la mucosa bucal.
C) Aumenta el riesgo de caries y enfermedad periodontal, y actúa como carcinógeno.
D) Mejora la salud bucal y reduce las úlceras en la mucosa.

D) Aumento general en el uso de alcohol y drogas ilícitas. Según estudios de la OMS, las tendencias mundiales reflejan un aumento general en el uso de alcohol y de drogas ilícitas y adictivas. Este incremento es particularmente preocupante entre los sectores más jóvenes de la población, quienes están experimentando un aumento en el consumo de sustancias psicoactivas (SPA). Este fenómeno tiene implicaciones significativas para la salud pública, ya que el uso de estas sustancias puede llevar a una variedad de problemas de salud física y mental, así como a la dependencia y adicción.

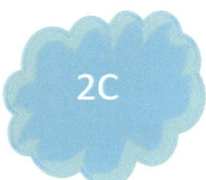

C) Sustancias químicas que, introducidas en un organismo vivo, pueden alterar el sistema nervioso central. La OMS define las SPA como cualquier sustancia química, ya sea de síntesis o natural, que al ser introducida en un organismo vivo por cualquier vía (inhalación, ingestión, intramuscular, endovenosa), es capaz de actuar sobre el sistema nervioso central. Esto provoca una alteración física y/o psicológica, la experimentación de nuevas sensaciones o la modificación de un estado psíquico. En otras palabras, estas sustancias tienen la capacidad de cambiar el comportamiento de la persona, lo que puede llevar a consecuencias psico-neurobio-socio-tóxicas.

B) Sistema estomatognático. Incluye la cavidad bucal y estructuras relacionadas, sistema afectado por el abuso y dependencia de SPA. Las lesiones en este sistema pueden ser causadas directamente por las SPA o por la negligencia en el cuidado de la higiene bucal asociada con su uso. Efectos adversos en la salud bucal incluyen xerostomía (sequedad de boca), alteración del flujo salival, reducción de la capacidad buffer, erosiones, abrasiones, caries atípicas y pérdida dentaria. Los usuarios de SPA pueden experimentar variaciones en el umbral del dolor y la percepción del gusto, atrofia de las glándulas salivales, y aparición de erosiones y úlceras en la mucosa bucal.

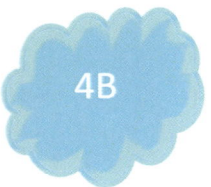

B) Xerostomía, alteración del flujo salival y caries atípicas. La experiencia clínica-odontológica ha demostrado que los usuarios de SPA presentan numerosas alteraciones bucales: xerostomía (sequedad de boca), alteración del flujo salival, reducción de la capacidad buffer (capacidad de la saliva para neutralizar ácidos), erosiones, abrasiones, caries atípicas y pérdida dentaria. Estas alteraciones pueden deberse a los efectos directos de las SPA como a la negligencia en el cuidado de la higiene bucal. Es común observar variaciones en el umbral del dolor y la percepción del gusto, atrofia de las glándulas salivales, y la aparición de erosiones y úlceras en la mucosa bucal.

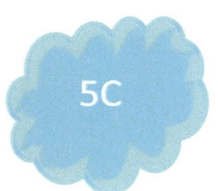

C) Aumenta el riesgo de caries y enfermedad periodontal, y actúa como carcinógeno. Los consumidores de marihuana presentan un deterioro en la cavidad bucal mayor que los no consumidores, con riesgo aumentado de caries y enfermedad periodontal. Fumar marihuana actúa como carcinógeno, significa que puede contribuir al desarrollo de cáncer. Asociado con cambios displásicos (anormales) y lesiones precancerizables en mucosa bucal. Efectos adversos subrayan la importancia de prevención y tratamiento de problemas de salud bucal en usuarios de marihuana.

¿Cuál es la tendencia actual del hábito tabáquico en Europa ?

A) Aumento entre las mujeres y los jóvenes en muchos países europeos.
B) Aumento general en todos los países europeos. Aumento
C) Estabilidad en el consumo de tabaco en toda Europa.
D) Disminución general en todos los países europeos.

¿Qué porcentaje de la mortalidad por cáncer de pulmón se atribuye al hábito tabáquico?

A) 50%.
B) 70%.
C) 90%.
D) 100%.

¿Cuál es la principal causa de muerte en el mundo según la OMS en septiembre de 2011?

A) Enfermedades infecciosas.
B) Accidentes de tráfico.
C) Enfermedades crónicas no infecciosas.
D) Desnutrición.

¿Qué factores aumentan el riesgo de desarrollar cáncer oral en fumadores?

A) Fumar desde joven, consumir mayor cantidad de tabaco, combinar el hábito tabáquico con la ingesta alcohólica.
B) Comenzar ,a fumar a partir de los 45 y combinar el hábito tabáquico con la ingesta alcohólica.
C) Fumar a mediana edad, consumir mayor cantidad de tabaco.
D) Solo combinar el hábito tabáquico con la ingesta alcohólica.

¿Cómo afecta el hábito tabáquico a la enfermedad periodontal ?

A) No afecta la enfermedad periodontal.
B) Mejora la salud periodontal.
C) Tiene un efecto negativo importante sobre el estado periodontal.
D) Solo afecta la enfermedad periodontal si no se mantiene una correcta higiene oral.

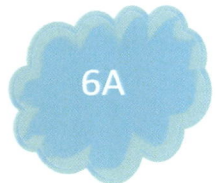

A) Aumento entre las mujeres y los jóvenes en muchos países europeos. Aunque las tasas de consumo de tabaco han disminuido en muchos países europeos, el hábito tabáquico está aumentando entre las mujeres y los jóvenes en muchos países europeos. Incremento preocupante porque estos grupos demográficos son especialmente vulnerables a efectos adversos del tabaco. Mujeres y jóvenes que fuman tienen un mayor riesgo de desarrollar enfermedades relacionadas con el tabaco, como el cáncer de pulmón, enfermedades cardiovasculares y diversas patologías orales. El inicio temprano del consumo de tabaco puede llevar a una dependencia más fuerte y a una mayor dificultad para dejar de fumar en el futuro.

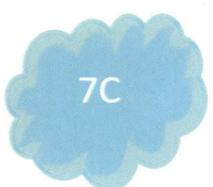

C) 90%. El 90% de la mortalidad por cáncer de pulmón se atribuye al consumo de tabaco. Significa que la gran mayoría de las muertes por cáncer de pulmón están directamente relacionadas con el hábito de fumar. El tabaco contiene numerosas sustancias carcinógenas que dañan las células del pulmón, lo que puede llevar al desarrollo de cáncer. Este dato subraya la importancia de las políticas de salud pública dirigidas a reducir el consumo de tabaco y prevenir el inicio del hábito tabáquico, especialmente entre los jóvenes.

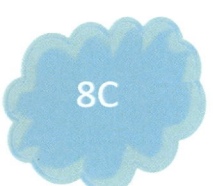

C) Enfermedades crónicas no infecciosas. En septiembre de 2011, la OMS estableció que la principal causa de muerte en el mundo eran las enfermedades crónicas no infecciosas, como el cáncer, las enfermedades cardiovasculares y la diabetes. Estas enfermedades superaron a las enfermedades infecciosas, que históricamente habían sido la principal causa de muerte en el mundo. Las enfermedades crónicas no infecciosas son responsables de una gran proporción de la mortalidad global debido a factores como el envejecimiento de la población, los cambios en los estilos de vida y el aumento de factores de riesgo como el tabaquismo, la mala alimentación y la falta de actividad física.

A) Fumar desde joven, consumir mayor cantidad de tabaco y combinar el hábito tabáquico con la ingesta alcohólica. Además, la susceptibilidad individual relacionada con la genética también juega un papel importante, ya que determina la capacidad enzimática del cuerpo para eliminar los carcinógenos derivados del tabaco, como la nitrosamina o la benzopirina.

C) Tiene un efecto negativo importante sobre el estado periodontal. El hábito tabáquico tiene un efecto negativo importante sobre el estado periodontal, tanto en su prevalencia como en su gravedad, incluso manteniendo una correcta higiene oral. Diversos estudios han concluido que existe una asociación entre el hábito tabáquico y un efecto negativo sobre el soporte periodontal, aumentando la profundidad de bolsa, la pérdida de inserción y la pérdida ósea. Además, el efecto nocivo del tabaco sobre el soporte periodontal aumenta con la dosis consumida.

¿Cómo afecta el hábito tabáquico a los implantes dentales?

A) No afecta a los implantes dentales ya que están óseo integrados.
B) Mejora la estabilidad de los implantes dentales.
C) Acelera la pérdida de soporte óseo y aumenta el riesgo de pérdida del implante.
D) Solo afecta a los implantes dentales en el maxilar inferior.

¿Cuál es un efecto menos grave del tabaco sobre la cavidad oral?

A) Aumento de la prevalencia de aftas.
B) Disminución de la tinción dental.
C) Tinción dental y protésica en tonos marrones y negros.
D) Mejora del olfato y del gusto.

¿Qué efecto tiene el tabaco sobre la tinción melanótica de la encía vestibular, del paladar blando y del suelo de la boca?

A) Aumenta la tinción melanótica, especialmente en grupos étnicos de piel oscura.
B) No tiene ningún efecto sobre la tinción melanótica.
C) Disminuye la tinción melanótica.
D) Mejora la apariencia de la encía vestibular.

¿Qué efecto tiene el tabaco sobre la curación tras procedimientos quirúrgicos en la cavidad oral?

A) Mejora la curación tras procedimientos quirúrgicos.
B) Altera la curación tras procedimientos quirúrgicos.
C) Retrasa la curación tras procedimientos quirúrgicos.
D) B y C son verdaderas.

¿Cómo describe la Organización Mundial de la Salud (OMS) a la leucoplasia oral?

A) Una placa o mancha menor de 5 mm de diámetro, blanca, sobre la mucosa, que puede ser despegada.
B) Una placa o mancha no menor de 5 mm de diámetro, blanca, sobre la mucosa, que no puede ser despegada.
C) Una placa o mancha roja, sobre la mucosa, que no puede ser despegada.
D) Una placa o mancha blanca, sobre la mucosa, que puede ser despegada.

C) Acelera la pérdida de soporte óseo y aumenta el riesgo de pérdida del implante. Debido a la pérdida de soporte periodontal provocada por el tabaco, este hábito afecta de forma perjudicial a los implantes dentales, acelerando la pérdida de soporte óseo. Esto aumenta el riesgo de pérdida del implante, especialmente de aquellos colocados en el maxilar superior. La cesación tabáquica es crucial para mejorar la salud periodontal y la estabilidad de los implantes dentales.

C) Tinción dental y protésica en tonos marrones y negros. Uno de los efectos menos graves del tabaco sobre la cavidad oral es la tinción dental y protésica en tonos marrones y negros. El humo del tabaco contiene sustancias que se adhieren a la superficie de los dientes y las prótesis, causando manchas que pueden ser difíciles de eliminar. Estas manchas no solo afectan la estética dental, sino que también pueden ser un indicativo de otros problemas de salud bucal relacionados con el tabaquismo.

A) Aumenta la tinción melanótica, especialmente en grupos étnicos de piel oscura. El tabaco aumenta la tinción melanótica de la encía vestibular, del paladar blando y del suelo de la boca, especialmente entre los grupos étnicos de piel oscura. La tinción melanótica es una pigmentación oscura que se produce debido a la estimulación de los melanocitos por las sustancias presentes en el humo del tabaco. Esta pigmentación puede ser más pronunciada en personas con piel más oscura debido a la mayor actividad de los melanocitos en estos individuos.

D) B y C son verdaderas. El tabaco altera y retrasa la curación tras procedimientos quirúrgicos en la cavidad oral. Los fumadores tienen una mayor susceptibilidad a infecciones como la candidiasis y una mayor incidencia de alveolitis seca tras la extracción de una pieza dental, especialmente en aquellos que fuman más de un paquete de cigarrillos al día. El humo del tabaco reduce el flujo sanguíneo y la oxigenación en los tejidos orales, lo que dificulta el proceso de cicatrización y aumenta el riesgo de complicaciones postoperatorias.

B) Una placa o mancha no menor de 5 mm de diámetro, blanca, sobre la mucosa, que no puede ser despegada. La OMS describe la leucoplasia como una placa o mancha no menor de 5 mm de diámetro, blanca, sobre la mucosa, que no puede ser despegada y a la que no se le atribuyen otras condiciones. Aunque clínicamente se presenta como una placa de color más o menos blanco, con aspecto variable, casi siempre es asintomática y de evolución gradual y crónica. Sin embargo, es susceptible de evolucionar hacia la malignización, con un riesgo de desarrollar tumores 50 a 100 veces superior al de un epitelio normal.

¿Cuál es el tumor maligno más frecuente de la cavidad oral y cuál es su principal factor etiológico?

A) Carcinoma basocelular; exposición al sol.
B) Carcinoma epidermoide; consumo de tabaco y alcohol.
C) Melanoma; predisposición genética.
D) Linfoma; infecciones virales.

¿Qué es la palatitis nicotínica y en qué tipo de fumadores es más frecuente?

A) Una lesión roja en la lengua; fumadores de cigarrillos.
B) Una mancha negra en los labios; fumadores de cigarrillos.
C) Una úlcera en la encía; fumadores de tabaco de mascar.
D) Una lesión blanca en el paladar duro; grandes fumadores en pipa.

¿Cómo afecta el consumo de bebidas alcohólicas al pH de la boca y qué riesgos incrementa?

A) Aumenta el pH por encima de 7,6, incrementando el riesgo de caries.
B) Mantiene el pH entre 5,6 y 7,6, sin afectar la salud bucodental.
C) No afecta el pH de la boca.
D) Desciende el pH por debajo de 4,5, incrementando el riesgo de caries y enfermedad periodontal.

¿Cuáles son algunos de los riesgos para la salud bucodental asociados con el consumo de alcohol?

A) Aparición de caries.
B) Disminuye la segregación de saliva.
C) Enfermedad periodontal.
D) Todas son verdaderas.

¿Cómo afecta el consumo de marihuana a la cavidad oral a corto plazo?

A) Provoca sequedad bucal.
B) Altera el equilibrio de la flora.
C) Reduce el apetito y mejora la higiene bucal.
D) La C es falsa.

B) Carcinoma epidermoide; consumo de tabaco y alcohol. El carcinoma epidermoide es el tumor maligno más frecuente de la cavidad oral, representando aproximadamente el 90% de los casos. El consumo de tabaco y alcohol es su factor etiológico más importante. Más del 60% de estos tumores aparecen en individuos fumadores, especialmente aquellos que consumen más de un paquete de cigarrillos diarios. La incidencia es aún mayor en países donde existe la costumbre de depositar el tabaco bajo la lengua o de fumar con la zona de combustión hacia el interior de la cavidad oral.

D) Una lesión blanca en el paladar duro; grandes fumadores en pipa. La palatitis nicotínica, también llamada uranitis nicotínica, es una lesión blanca, hiperqueratósica y acantósica que se localiza principalmente en la parte posterior del paladar duro. Es mucho más frecuente en los grandes fumadores en pipa. Estas lesiones suelen presentar un punteado rojizo en el interior de las placas, en forma de pápulas rojas umbilicadas y ásperas, que corresponden a la salida de las glándulas salivales menores del paladar, las cuales suelen presentar dilatación y metaplasia epitelial. No se ha descrito la posibilidad de transformación maligna de estas lesiones, y suelen remitir cuando cesa el consumo de tabaco.

D) Desciende el pH por debajo de 4,5, incrementando el riesgo de caries y enfermedad periodontal. El pH normal de la boca oscila entre 5,6 y 7,6 en una situación normal. Sin embargo, cuando se consumen bebidas alcohólicas, el pH de la boca desciende por debajo de 4,5. Este descenso incrementa el riesgo de enfermedades bucodentales como caries y enfermedad periodontal. La bajada de los valores de pH no solo erosiona los dientes, sino que también afecta a la saliva, provocando que las bacterias de la cavidad bucodental se multipliquen. Además, el consumo de alcohol reseca la boca, reduciendo el flujo de saliva y dejando las mucosas desprotegidas, lo que incrementa el riesgo de halitosis.

D) Todas son verdaderas. Los riesgos para la salud bucodental asociados con el consumo de alcohol incluyen la disminución de la segregación de saliva (sequedad bucal), la aparición de caries debido a la disminución del pH y la formación de placa bacteriana, la enfermedad periodontal al debilitar las encías, el mal aliento (halitosis) debido al daño en las encías y la falta de saliva, y el amarillento en los dientes. Además, el consumo de alcohol combinado con el tabaco puede generar cáncer oral y aumentar el riesgo de pérdida de piezas dentales.

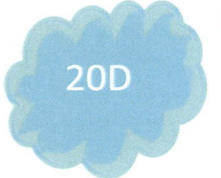

D) La C es falsa. El consumo de marihuana provoca sequedad bucal debido a la falta de saliva a corto plazo. Esta sequedad altera el equilibrio de la flora y las bacterias de la boca, lo que puede aumentar el riesgo de infecciones y enfermedades bucodentales. La saliva es esencial para mantener la salud bucal, ya que ayuda a neutralizar los ácidos producidos por las bacterias y a eliminar los restos de alimentos.

¿Cuáles son las cuatro fases que debe pasar un toxicómano para superar la adicción ?

A) Desintoxicación, deshabituación, rehabilitación, reinserción.
B) Diagnóstico, tratamiento, recuperación, seguimiento.
C) Evaluación, intervención, tratamiento, alta médica.
D) Prevención, diagnóstico, tratamiento, seguimiento.

¿Qué se busca lograr en la fase de rehabilitación del tratamiento para el abandono del consumo de drogas?

A) Facilitar la adquisición de la abstinencia.
B) Conseguir el mantenimiento de la abstinencia.
C) Lograr la reinserción sociolaboral.
D) Recuperar las habilidades perdidas a consecuencia del consumo.

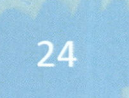

¿Qué efecto tiene el aumento del apetito provocado por el consumo de marihuana en la salud bucodental?

A) Mejora la salud bucodental al aumentar el consumo de alimentos saludables.
B) No tiene ningún efecto sobre la salud bucodental.
C) Puede llevar al consumo de alimentos cariogénicos y bebidas azucaradas, aumentando el riesgo de caries.
D) Reduce el riesgo de caries al disminuir el consumo de alimentos , por falta de apetito.

¿Cuánto tiempo después de dejar de fumar disminuye el riesgo de desarrollar cáncer oral en exfumadores?

A) Entre 1 y 4 años.
B) Entre 5 y 10 años.
C) Entre 10 y 15 años.
D) Entre 15 y 20 años.

¿Cuál es el principal papel de los profesionales de la salud oral en la cesación tabáquica?

A) Realizar tratamientos dentales complejos una vez aparezcan.
B) Estimular los intentos de abandono del hábito tabáquico entre sus pacientes utilizando intervenciones cortas.
C) Ayudar a elegir el tabaco menos perjudicial.
D) Mandar medicación contra el abuso del tabaco.

A) Desintoxicación, deshabituación, rehabilitación, reinserción. Un toxicómano debe pasar por cuatro fases para superar la adicción: desintoxicación, deshabituación, rehabilitación y reinserción. La desintoxicación es el proceso en el que se abandona bruscamente el consumo para superar los efectos inmediatos de la droga. La deshabituación es el proceso por el cual se enseña al sujeto a vivir sin la droga. La rehabilitación implica la recuperación de las habilidades perdidas a consecuencia del consumo. Finalmente, la reinserción se considera cuando el individuo se ha reintegrado en la sociedad desde el punto de vista familiar, laboral y social.

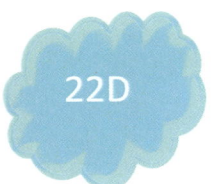

D) Recuperar las habilidades perdidas a consecuencia del consumo. En la fase de rehabilitación del tratamiento para el abandono del consumo de drogas, se busca recuperar las habilidades perdidas a consecuencia del consumo. Esto incluye proporcionar cursos de autoestima, comunicación, etc., que permitan al individuo integrarse fuera de los círculos de la droga. La rehabilitación es una etapa crucial para ayudar al individuo a reconstruir su vida y prepararse para la reinserción en la sociedad.

C) Puede llevar al consumo de alimentos cariogénicos y bebidas azucaradas, aumentando el riesgo de caries. El consumo de marihuana provoca un aumento del apetito, lo que puede llevar al consumo de alimentos cariogénicos (que provocan caries) y bebidas azucaradas. Estos alimentos y bebidas pueden aumentar el riesgo de caries debido a su alto contenido de azúcar, que alimenta a las bacterias en la boca y produce ácidos que erosionan el esmalte dental. Además, el consumo frecuente de estos alimentos puede contribuir a una dieta desequilibrada, lo que también afecta negativamente la salud bucodental.

A) Entre 1 y 4 años. Entre los pacientes exfumadores, el riesgo de desarrollar una lesión de cáncer oral disminuye entre 1 y 4 años después del abandono del tabaco. Además, el riesgo se iguala al de un no fumador tras 20 años de abstinencia. Esto demuestra la importancia de dejar de fumar para reducir significativamente el riesgo de cáncer oral a largo plazo.

B) Estimular los intentos de abandono del hábito tabáquico entre sus pacientes utilizando intervenciones cortas. El principal papel de los profesionales de la salud oral es estimular los intentos de abandono del hábito tabáquico entre sus pacientes utilizando intervenciones cortas. Un solo minuto de la visita dental puede mejorar las tasas de éxito. Los profesionales de la salud oral pueden desempeñar un papel crucial en la motivación y el apoyo a los pacientes para dejar de fumar.

26

¿Qué programa hay cesación tabáquica en odontología incluye las "A"?

A) Programa de tres "A" (ask, advise, assess).
B) Programa de cuatro "A", (ask, advise, assess, assist).
C) Programa de cinco "A", (ask, advise, assess, assist, arrange).
D) Programa de dos "A" y una "R".

27

¿Qué oportunidades ofrecen las visitas para la realización de profilaxis y mantenimiento en la consulta dental?

A) Realizar tratamientos quirúrgicos complejos.
B) Hablar con el paciente sobre los efectos del tabaco y realizar intervenciones sobre cesación tabáquica.
C) Prescribir medicamentos para otras enfermedades.
D) Realizar diagnósticos de enfermedades sistémicas.

28

¿Qué obstáculos enfrentan los profesionales dentales para ofrecer programas de cesación tabáquica según el estudio de la FDI?

A) Falta de tiempo, materiales educativos, pago por la actividad, confianza, habilidades necesarias y conocimiento de las posibilidades de derivación.
B) Falta de pacientes interesados en dejar de fumar.
C) Falta de apoyo gubernamental.
D) Falta de tecnología avanzada.

29

¿Cómo se puede medir la motivación de un fumador para dejar de fumar en una consulta con poco tiempo?

A) Utilizando el test de Fagerström.
B) Realizando una cooximetría.
C) Preguntándole cuántos cigarrillos fuma al día.
D) Pidiéndole que sitúe su motivación en una escala visual analógica del 0 al 10.

30

¿Qué características definen a los fumadores con moderado grado de dependencia y moderada intensidad de tabaquismo?

A) 1-3 puntos en el test de Fagerström, consumo menor a 5 paquetes-año, menos de 15 ppm de CO en aire espirado.
B) 4-6 puntos en el test de Fagerström, consumo 5-15 paquetes-año, entre 15-25 ppm de CO en aire espirado.
C) 7 o más puntos en el test de Fagerström, consumo mayor de 15 paquetes-año, más de 25 ppm de CO en aire espirado.
D) 4-6 puntos en el test de Fagerström, consumo mayor de 15 paquetes-año, entre 15-25 ppm de CO en aire espirado.

C) Programa de cinco "A". El programa de cesación tabáquica en odontología que incluye las cinco "A" (ask, advise, assess, assist, arrange) consiste en preguntar sobre el hábito tabáquico, aconsejar la cesación tabáquica, valorar el nivel de dependencia tabáquica y la voluntad del paciente, ayudar a la cesación prescribiendo medicación o dando consejo, y realizar un programa de control para evaluar el éxito de la medida. Este enfoque estructurado ayuda a los profesionales de la salud oral a apoyar a sus pacientes en el proceso de dejar de fumar.

B) Hablar con el paciente sobre los efectos del tabaco y realizar intervenciones sobre cesación tabáquica. Las visitas para la realización de profilaxis y mantenimiento son una oportunidad para hablar con el paciente sobre los efectos del tabaco y realizar intervenciones sobre cesación tabáquica. Los profesionales de la salud oral visitan a sus pacientes de forma regular y tienen una situación ideal para detectar el hábito tabáquico desde etapas iniciales y estimar el grado de tabaquismo.

A) Falta de tiempo, materiales educativos, pago por la actividad, confianza, habilidades necesarias y conocimiento de las posibilidades de derivación. Según el estudio de la Federación Dental Internacional (FDI), los principales obstáculos citados por los profesionales para ofrecer un programa de cesación tabáquica a sus pacientes incluyen la falta de tiempo, materiales educativos, pago por la actividad, confianza, habilidades necesarias y conocimiento de las posibilidades de derivación. Estos obstáculos deben ser abordados para mejorar la efectividad de las intervenciones de cesación tabáquica en la consulta dental.

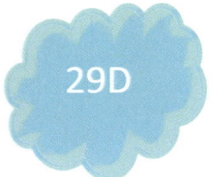

D) Pidiéndole que sitúe su motivación en una escala visual analógica del 0 al 10. En una consulta con poco tiempo, lo más práctico es pedirle al fumador que sitúe su motivación para dejar de fumar en una escala visual analógica del 0 al 10, del mínimo al máximo. Esta escala proporciona una medida rápida y efectiva de la motivación del paciente, permitiendo al profesional de la salud oral evaluar el nivel de compromiso del paciente con la cesación tabáquica. Esta información es crucial para diseñar un plan de intervención adecuado y para proporcionar el apoyo necesario para aumentar la motivación del paciente. La motivación es un factor clave en el éxito de la cesación tabáquica, y medirla de manera efectiva puede ayudar a personalizar el enfoque del tratamiento.

B) 4-6 puntos en el test de Fagerström, consumo 5-15 paquetes-año, entre 15-25 ppm de CO en aire espirado. Esta clasificación indica un nivel intermedio de dependencia a la nicotina, lo que puede requerir un enfoque más equilibrado entre apoyo psicológico y tratamiento farmacológico para lograr la cesación tabáquica. Estos fumadores pueden necesitar un plan de tratamiento más estructurado y un seguimiento más cercano para asegurar el éxito en dejar de fumar.

NUTRICIÓN, DIGESTIÓN, ABSORCIÓN, EXCRECIÓN

8. Nutrición: concepto. Los alimentos: tipos y procesamientos. Ingestión. Digestión. Absorción. Excreción.

9. Alimentos cariogénicos y no cariogénicos.

10. Trastornos de la alimentación y sus repercusiones en la cavidad oral dieta y enfermedad periodontal cuidado oral, alimentación y paciente oncológico.

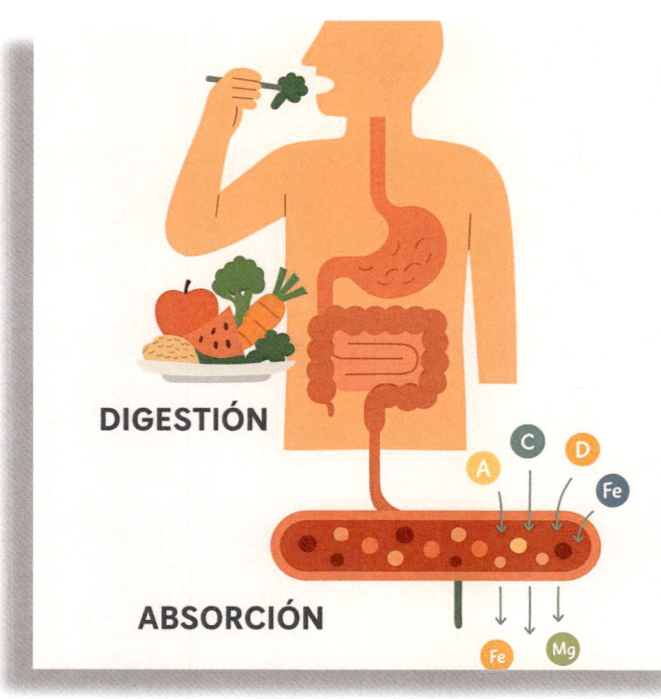

DIGESTIÓN

ABSORCIÓN

¿Cuál es la definición de alimentación?

A) El acto de transformar los alimentos en sustancias aptas para ser utilizadas por el cuerpo.
B) El acto de proporcionar al cuerpo alimentos e ingerirlos.
C) El conjunto de procesos fisiológicos que permiten la obtención de energía.
D) El proceso involuntario e inconsciente de digestión y absorción de nutrientes.

¿Qué son los procesos plásticos en la nutrición?

A) Procesos que llevan a la formación y reparación de tejidos.
B) Procesos que permiten la absorción de nutrientes.
C) Procesos que llevan a la combustión de la materia química.
D) Procesos que permiten la digestión de alimentos.

¿Cuál es la principal diferencia entre alimentación y nutrición?

A) La alimentación es un proceso involuntario, mientras que la nutrición es voluntaria.
B) La nutrición depende de factores económicos y culturales, mientras que la alimentación no.
C) La alimentación es un proceso consciente y voluntario, mientras que la nutrición es involuntaria e inconsciente.
D) La nutrición es el acto de ingerir alimentos, mientras que la alimentación es la transformación de estos en sustancias útiles.

¿Qué factores influyen negativamente en la alimentación y nutrición?

A) Mejora del nivel de vida, progreso de los medios de transporte y técnicas de conservación.
B) Proliferación de alimentos naturales y publicidad.
C) Mejora del nivel de vida, sedentarismo y publicidad.
D) Progreso de los medios de transporte, técnicas de conservación y comportamientos alimentarios tradicionales.

¿Qué es el Valor Biológico de una proteína?

A) La cantidad de proteínas que necesita recibir un ser humano para mantener su salud.
B) La fracción de nitrógeno absorbido y retenido por el organismo, representando la capacidad máxima de utilización de una proteína.
C) La cantidad mínima de proteínas que necesita recibir un ser humano para mantener su salud.
D) La proporción de calorías que cada proteína suministra al ser quemada.

B) El acto de proporcionar al cuerpo alimentos e ingerirlos. La alimentación es un proceso consciente y voluntario que depende de factores económicos y culturales. Es el acto de proporcionar al cuerpo alimentos e ingerirlos, y está en nuestras manos modificarlo.

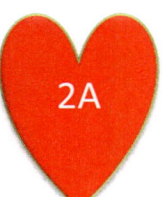

A) Procesos que llevan a la formación y reparación de tejidos. Los procesos plásticos son aquellos que permiten la formación y reparación de tejidos en el cuerpo. Estos procesos son esenciales para mantener la estructura y función de los órganos y sistemas del cuerpo.

C) La alimentación es un proceso consciente y voluntario, mientras que la nutrición es involuntaria e inconsciente. La alimentación es el acto de proporcionar e ingerir alimentos de manera consciente y voluntaria, influenciada por factores económicos y culturales. En cambio, la nutrición es el conjunto de procesos fisiológicos involuntarios e inconscientes que transforman los alimentos en sustancias útiles para el cuerpo.

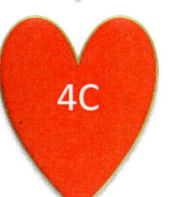

C) Mejora del nivel de vida, sedentarismo y publicidad. La mejora del nivel de vida puede llevar a la sobrealimentación, el sedentarismo reduce las necesidades nutricionales, y la publicidad puede desorientar al consumidor, propiciando el gasto indiscriminado en alimentos poco saludables.

B) La fracción de nitrógeno absorbido y retenido por el organismo, representando la capacidad máxima de utilización de una proteína. El Valor Biológico de una proteína radica en su composición en aminoácidos esenciales y expresa la fracción de nitrógeno absorbido y retenido por el organismo, representando la capacidad máxima de utilización de una proteína.

¿Cuál es una característica de las proteínas de origen animal?

A) Tienen un bajo valor biológico.
B) Son menos digeribles y asimilables por su contenido en fibra.
C) Tienen un alto valor biológico.
D) No son necesarias para la renovación de tejidos.

¿Qué es un nutriente?

A) Sustancia orgánica que puede ser utilizada por el organismo en su metabolismo.
B) Sustancia inorgánica que puede ser utilizada por el organismo en su metabolismo.
C) Sustancia orgánica e inorgánica que puede ser utilizada por el organismo en su metabolismo.
D) Sustancia que solo tiene función energética.

¿Qué son los macronutrientes?

A) Nutrientes que ocupan la menor proporción de los alimentos.
B) Nutrientes que ocupan la mayor proporción de los alimentos.
C) Nutrientes que solo están presentes en pequeñísimas proporciones.
D) Nutrientes que no aportan calorías.

¿Qué son los micronutrientes?

A) Nutrientes que ocupan la mayor proporción de los alimentos.
B) Nutrientes que solo están presentes en pequeñísimas proporciones.
C) Nutrientes que no son imprescindibles para el mantenimiento de la vida.
D) Nutrientes que aportan calorías.

¿Cuál es una fuente de energía de utilización inmediata?

A) Las proteínas.
B) Las vitaminas.
C) Los lípidos.
D) Los glúcidos.

C) Tienen un alto valor biológico. Las proteínas de origen animal, como las de huevos, carnes, pescados y leche, tienen un alto valor biológico debido a su composición en aminoácidos esenciales, lo que las hace más útiles para la nutrición humana.

C) Sustancia orgánica e inorgánica que puede ser utilizada por el organismo en su metabolismo. Un nutriente es toda sustancia orgánica e inorgánica que puede ser utilizada por el organismo en su metabolismo, con funciones energéticas, plásticas o reguladoras, independientemente de que sean ingeridas con los alimentos.

B) Nutrientes que ocupan la mayor proporción de los alimentos. Los macronutrientes son las proteínas, glúcidos (hidratos de carbono) y lípidos (grasas), que ocupan la mayor proporción de los alimentos. También se podría incluir a la fibra y al agua, aunque no aportan calorías.

B) Nutrientes que solo están presentes en pequeñísimas proporciones. Los micronutrientes, como las vitaminas y los minerales, son imprescindibles para el mantenimiento de la vida, aunque las cantidades que necesitamos se miden en milésimas o incluso millonésimas de gramo.

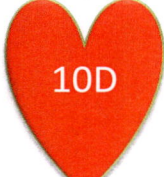

D) Los glúcidos. Los glúcidos son una fuente de energía de utilización inmediata, lo que significa que el cuerpo puede utilizarlos rápidamente para obtener energía. En contraste, los lípidos actúan como una fuente de energía de reserva.

¿Qué función cumplen las vitaminas y los minerales?

A) Energética.
B) Plástica o estructural.
C) Reguladora.
D) Todas las anteriores.

¿Qué tipo de azúcares se absorben en el intestino sin necesidad de digestión previa?

A) Disacáridos.
B) Polisacáridos.
C) Oligosacáridos.
D) Ninguna es correcta.

¿Cuál es el monosacárido más común y abundante?

A) Fructosa.
B) Galactosa.
C) Glucosa.
D) B y C son correctas.

¿Cuál es la composición de la sacarosa ?

A) Dos moléculas de glucosa.
B) Una molécula de glucosa y otra de galactosa.
C) Dos moléculas de fructosa.
D) Una molécula de glucosa y otra de fructosa.

¿Qué caracteriza a los azúcares complejos?

A) Se absorben sin necesidad de digestión previa.
B) Deben ser transformados en azúcares sencillos para ser asimilados.
C) Son polialcoholes con un grupo aldehído.
D) Solo se encuentran en frutas.

C) Reguladora. Las vitaminas y los minerales desempeñan una función reguladora en el organismo. Son esenciales para la regulación de los procesos metabólicos y, aunque se necesitan en pequeñas cantidades, son cruciales para mantener la salud.

D) Ninguna es correcta. Los azúcares simples o monosacáridos, como la glucosa, fructosa y galactosa, se absorben en el intestino sin necesidad de digestión previa, lo que los convierte en una fuente muy rápida de energía.

C) Glucosa. La glucosa es el monosacárido más común y abundante. Es el principal nutriente de las células del cuerpo humano y llega a ellas a través de la sangre. Aunque no suele encontrarse en los alimentos en estado libre, está presente en la miel y algunas frutas.

D) Una molécula de glucosa y otra de fructosa. La sacarosa, también conocida como azúcar de caña o de remolacha azucarera, está formada por una molécula de glucosa y otra de fructosa. Esta unión se rompe mediante la acción de una enzima llamada sacarasa, liberando la glucosa y la fructosa para su asimilación directa.

B) Deben ser transformados en azúcares sencillos para ser asimilados. Los azúcares complejos, como los disacáridos, deben ser transformados en azúcares sencillos para ser asimilados por el organismo. Este proceso de transformación es necesario para que el cuerpo pueda utilizar estos azúcares como fuente de energía.

16

¿Cuál de los siguientes elementos es esencial para la formación y reparación de tejidos en el cuerpo humano?

A) Carbohidratos.
B) Vitaminas.
C) Grasas.
D) Proteínas.

17

¿Cuál de los siguientes nutrientes es conocido por su capacidad de regular los procesos metabólicos en el cuerpo?

A) Vitaminas.
B) Carbohidratos.
C) Minerales.
D) A y C son correctas.

18

¿Cuál de los siguientes nutrientes se almacena en el hígado y los músculos como reserva de energía?

A) Glucógeno.
B) Proteínas.
C) Carbohidratos.
D) Grasas.

19

¿Cuál es la principal diferencia entre fibra soluble e insoluble?

A) La fibra soluble se encuentra en alimentos integrales, mientras que la fibra insoluble se encuentra en frutas.
B) La fibra soluble retiene agua y es fermentable, mientras que la fibra insoluble no se digiere y aumenta la masa fecal.
C) La fibra soluble no se digiere y aumenta la masa fecal, mientras que la fibra insoluble retiene agua y es fermentable.
D) La fibra soluble se excreta intacta, mientras que la fibra insoluble se fermenta completamente.

20

¿Cuál es el componente principal de la fibra insoluble?

A) Pectinas.
B) Gomas.
C) Celulosa.
D) Mucílagos.

D) Proteínas. Las proteínas son esenciales para la formación y reparación de tejidos en el cuerpo humano. Son los componentes principales de los músculos, órganos y otras estructuras corporales.

D) A y C son correctas. Las vitaminas y los minerales son conocidos por su capacidad de regular los procesos metabólicos en el cuerpo. Aunque se necesitan en pequeñas cantidades, son esenciales para mantener la salud y el funcionamiento adecuado del organismo.

A) Glucógeno. El glucógeno es un polisacárido que se almacena en el hígado y los músculos como reserva de energía. Cuando el cuerpo necesita energía, el glucógeno se convierte en glucosa y se utiliza por las células.

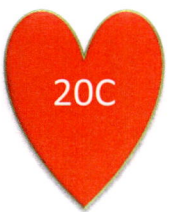

B) La fibra soluble retiene agua y es fermentable, mientras que la fibra insoluble no se digiere y aumenta la masa fecal. La fibra soluble, como las pectinas y gomas, retiene varias veces su peso en agua y es muy fermentable, lo que ayuda a la movilidad intestinal y regula la absorción de nutrientes. La fibra insoluble, como la celulosa y lignina, no se digiere y actúa arrastrando agua e incrementando la masa fecal, beneficiando el estreñimiento.

C) Celulosa. La celulosa es el componente principal de la fibra insoluble. Es un polisacárido formado por largas hileras de glucosa fuertemente unidas entre sí y es el principal material de sostén de las plantas.

¿Qué tipo de fibra es abundante en legumbres, verduras y frutas?

A) Fibra soluble.
B) Fibra insoluble.
C) Celulosa.
D) Ninguna es correcta.

¿Qué efecto tiene la fibra soluble sobre los niveles de colesterol y glucosa en sangre?

A) Aumenta los niveles de colesterol y glucosa en sangre.
B) Disminuye y ralentiza la absorción de grasas y azúcares, regulando los niveles de colesterol y glucosa en sangre.
C) No tiene ningún efecto sobre los niveles de colesterol y glucosa en sangre.
D) Aumenta la absorción de grasas y azúcares, elevando los niveles de colesterol y glucosa en sangre.

¿Cuál es una función estructural de los carbohidratos?

A) Proporcionar energía de reserva.
B) Almacenar moléculas de glucosa.
C) Proporcionar al organismo un aporte energético de utilización inmediata.
D) Formar parte de la composición de ácidos nucleicos (ADN y ARN).

¿Cuál es una función de reserva de los carbohidratos?

A) Proporcionar energía de utilización inmediata.
B) Formar parte de las estructuras orgánicas.
C) Almacenar moléculas de glucosa en forma de glucógeno.
D) Intervenir en los procesos de reconocimiento celular.

¿Qué sucede si el aporte glucídico es insuficiente?

A) Se almacenan más grasas en el tejido adiposo.
B) Se transforman las proteínas en glúcidos y las grasas en cuerpos cetónicos.
C) Se aumenta la producción de insulina.
D) Se reduce la absorción de nutrientes.

A) Fibra soluble. Las fibras solubles, como las pectinas, son abundantes en legumbres, verduras y frutas. Estas fibras retienen agua, aumentan el volumen de los residuos intestinales y ayudan a regular la absorción de nutrientes.

B) Disminuye y ralentiza la absorción de grasas y azúcares, regulando los niveles de colesterol y glucosa en sangre. La fibra soluble disminuye y ralentiza la absorción de grasas y azúcares de los alimentos, lo que contribuye a regular los niveles de colesterol y glucosa en sangre, beneficiando la salud cardiovascular y metabólica.

D) Formar parte de la composición de ácidos nucleicos (ADN y ARN). Los carbohidratos, como los monosacáridos (ribosa y desoxirribosa) y polisacáridos (celulosa y quitina), forman parte de la composición de estructuras orgánicas como los ácidos nucleicos (ADN y ARN). También intervienen en los procesos de reconocimiento celular y forman parte de las membranas celulares.

C) Almacenar moléculas de glucosa en forma de glucógeno. El glucógeno es un polisacárido en el que se pueden almacenar una importante cantidad de moléculas de glucosa. Este almacenamiento no representa una carga grande para la célula y las moléculas de glucosa pueden ser extraídas cuando las necesidades del organismo así lo aconsejen.

B) Se transforman las proteínas en glúcidos y las grasas en cuerpos cetónicos. Si el aporte glucídico es insuficiente, el organismo realiza una serie de reacciones químicas que transforman las proteínas en glúcidos y las grasas en cuerpos cetónicos para proporcionar energía.

26

¿Qué sucede con el exceso de glucosa en el organismo?

A) Se excreta a través de la orina.
B) Se utiliza para la producción de insulina.
C) Se convierte en proteínas.
D) Se almacena en forma de glucógeno en el hígado y se transforma en grasa en el tejido adiposo.

27

¿Qué tipo de lípidos son los triglicéridos?

A) Lípidos simples.
B) Lípidos complejos.
C) Lípidos de membrana.
D) Lípidos insaturados.

28

¿Cuál es una función del colesterol en el organismo?

A) Proporcionar energía de utilización inmediata.
B) Formar parte de la zona intermedia de las membranas celulares e intervenir en la síntesis de hormonas.
C) Almacenar moléculas de glucosa.
D) Intervenir en los procesos de reconocimiento celular.

29

¿Qué son los ácidos grasos esenciales?

A) Ácidos grasos que deben ser ingeridos con la dieta porque el organismo no   puede sintetizarlos.
B) Ácidos grasos que el organismo puede sintetizar.
C) Ácidos grasos que se encuentran solo en animales.
D) Ácidos grasos que no contienen dobles enlaces.

30

¿Cuáles son ejemplos de grasas poliinsaturadas?

A) Aceite de oliva y mantequilla.
B) Aceites de semillas, frutos secos y pescado.
C) Manteca de cerdo y tocino.
D) Aceite de coco y aceite de palma.

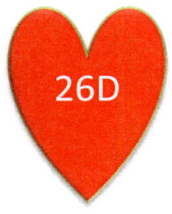

D) Se almacena en forma de glucógeno en el hígado y se transforma en grasa en el tejido adiposo. El exceso de glucosa se almacena en forma de glucógeno en el hígado y una parte se transforma en grasa, que se almacena en el tejido adiposo como reserva energética.

A) Lípidos simples. Los triglicéridos son lípidos simples formados por una molécula de glicerol unida a tres ácidos grasos de cadena más o menos larga. Son el tipo de lípidos más común en la dieta.

B) Formar parte de la zona intermedia de las membranas celulares e intervenir en la síntesis de hormonas. El colesterol es un esteroide que forma parte de la zona intermedia de las membranas celulares y es esencial para la síntesis de hormonas. También es precursor de la vitamina D y los ácidos biliares.

A) Ácidos grasos que deben ser ingeridos con la dieta porque el organismo no puede sintetizarlos. Los ácidos grasos esenciales, como el ácido linoleico (omega 6) y el ácido alfa-linolénico (omega 3), deben ser ingeridos con la dieta porque el organismo humano es incapaz de sintetizarlos. Son imprescindibles para el correcto funcionamiento del organismo.

B) Aceites de semillas, frutos secos y pescado. Las grasas poliinsaturadas se encuentran en aceites de semillas, frutos secos y pescado. Estas grasas son beneficiosas para la salud y deben formar parte de una dieta equilibrada.

¿Cuáles son ejemplos de grasas monoinsaturadas?

A) Aceite de oliva y aguacate.
B) Aceites de semillas y frutos secos.
C) Manteca de cerdo y tocino.
D) Aceite de coco y aceite de palma.

¿Qué es el balance nitrogenado?

A) La transformación de proteínas en glucosa.
B) La cantidad de proteínas que se absorben en el intestino.
C) La relación entre el nitrógeno proteico que ingerimos y el que perdemos.
D) La excreción de proteínas a través de la orina.

¿Qué es la especificidad de las proteínas?

A) La configuración única de las proteínas en cada ser vivo, lo que puede causar rechazo en trasplantes.
B) La capacidad de las proteínas para proporcionar energía de utilización inmediata.
C) La capacidad de las proteínas para actuar como almohadillas protectoras.
D) La capacidad de las proteínas para transportar vitaminas liposolubles.

¿Cuál es una función defensiva de las proteínas en el sistema inmunitario?

A) Proporcionar energía de utilización inmediata.
B) Formar parte de la estructura básica de la célula.
C) Atacar y facilitar la destrucción de células extrañas que pudiesen haber entrado en el organismo.
D) Actuar como almohadillas protectoras.

¿Cuál de las siguientes vitaminas puede ser sintetizada por el cuerpo humano con la exposición al sol?

A) Vitamina A.
B) Vitamina C.
C) Vitamina D.
D) Vitamina K.

A) Aceite de oliva y aguacate. Las grasas monoinsaturadas se encuentran en alimentos como el aceite de oliva y el aguacate. Estas grasas son beneficiosas para la salud cardiovascular y deben formar parte de una dieta equilibrada.

C) La relación entre el nitrógeno proteico que ingerimos y el que perdemos. El balance nitrogenado es la relación entre el nitrógeno proteico que ingerimos y el que perdemos a través de las heces y la orina. Debemos ingerir al menos la misma cantidad de nitrógeno que la que perdemos para mantener un balance positivo y evitar problemas de salud.

A) La configuración única de las proteínas en cada ser vivo, lo que puede causar rechazo en trasplantes. La especificidad de las proteínas se refiere a la configuración única de las proteínas en cada ser vivo, determinada por la secuencia de aminoácidos. Esta especificidad hace que las proteínas sean propias de cada organismo, y si se introducen proteínas de un ser vivo en otro, pueden producirse situaciones de rechazo debido a la incompatibilidad.

C) Atacar y facilitar la destrucción de células extrañas que pudiesen haber entrado en el organismo. Las inmunoglobulinas (Ig) son proteínas con capacidad para atacar y facilitar la destrucción de células extrañas que pudiesen haber entrado en el organismo. Esta función defensiva es esencial para la protección del cuerpo contra infecciones y enfermedades.

C) Vitamina D. La vitamina D es única entre las vitaminas porque puede ser sintetizada por el cuerpo humano cuando la piel se expone a la luz solar. Esta vitamina es crucial para la absorción de calcio y fósforo, y por lo tanto, para la salud ósea. La exposición al sol permite que el cuerpo convierta el colesterol en vitamina D, lo que ayuda a mantener niveles adecuados de esta vitamina sin necesidad de obtenerla exclusivamente a través de la dieta.

¿Cuál de las siguientes vitaminas es liposoluble?

A) Vitamina B1.
B) Vitamina C.
C) Vitamina E.
D) Vitamina B12.

36

¿Cuál de las siguientes vitaminas es conocida como ácido ascórbico?

A) Vitamina B6.
B) Vitamina B12.
C) Vitamina K2.
D) Vitamina C.

37

¿Qué mineral es esencial para la formación de ácidos nucleicos y ATP?

A) Calcio (Ca).
B) Fósforo (P).
C) Potasio (K).
D) Cloro (Cl).

38

¿Cuál es la función principal del yodo en el organismo?

A) Proporcionar energía.
B) Constituir las hormonas tiroideas.
C) Actuar como antioxidante.
D) Regular la presión arterial.

39

¿Cómo se clasifican los alimentos según las necesidades del organismo que satisfacen?

A) Alimentos con función energética, plástica y reguladora.
B) Alimentos con función antioxidante, energética y plástica.
C) Alimentos con función reguladora, antioxidante y plástica.
D) Alimentos con función energética, antioxidante y reguladora.

40

C) Vitamina E. Las vitaminas liposolubles, como la vitamina E, son solubles en disolventes orgánicos y se almacenan en el hígado y el tejido adiposo. Esto significa que no es necesario ingerirlas diariamente, ya que el cuerpo puede utilizar las reservas almacenadas cuando sea necesario. La vitamina E actúa como un antioxidante, protegiendo las células del daño causado por los radicales libres.

D) Vitamina C. La vitamina C, también conocida como ácido ascórbico, es una vitamina hidrosoluble esencial para la síntesis de colágeno, la absorción de hierro y el mantenimiento del sistema inmunológico. Además, actúa como un antioxidante, protegiendo las células del daño oxidativo. La deficiencia de vitamina C puede llevar a una condición conocida como escorbuto, caracterizada por debilidad, anemia y problemas en la piel y las encías.

B) Fósforo (P). El fósforo es esencial para la formación de ácidos nucleicos (ADN y ARN) y ATP, que son fundamentales para la energía celular. Además, el fósforo se encuentra en los huesos y dientes, y sus necesidades son aproximadamente el doble que las del calcio.

B) Constituir las hormonas tiroideas. El yodo es esencial para la constitución de las hormonas tiroideas. Su carencia puede producir bocio, especialmente en zonas montañosas mal comunicadas o regiones con suelos pobres en yodo.

A) Alimentos con función energética, plástica y reguladora. Los alimentos se clasifican según las necesidades del organismo que satisfacen en tres categorías: alimentos con función energética (ricos en glúcidos y lípidos), alimentos con función plástica (ricos en proteínas y calcio) y alimentos con función reguladora (poseen minerales, vitaminas y aminoácidos esenciales).

¿Cuál es la primera etapa del proceso de alimentación?

A) Digestión.
B) Absorción.
C) Ingestión.
D) A y B son correctas.

¿En qué consiste la digestión?

A) En la eliminación de desechos
B) En la absorción de nutrientes
C) En descomponer moléculas grandes en moléculas más simples
D) En la producción de energía

¿Dónde comienza la digestión mecánica?

A) En la boca.
B) En el intestino delgado.
C) En el estómago.
D) En el esófago.

¿Qué enzima contiene la saliva que actúa sobre los almidones?

A) Amilasa salivar (ptialina).
B) Pepsina.
C) Lipasa.
D) Tripsina.

¿Qué ocurre durante la fase bucal de la deglución?

A) El alimento se mezcla con los jugos gástricos.
B) El alimento es empujado hacia la orofaringe.
C) El alimento se descompone en el intestino delgado.
D) El alimento se almacena en el estómago.

C) Ingestión. La ingestión es la primera etapa del proceso de alimentación y corresponde a la entrada de los alimentos en nuestro cuerpo. Es el punto de partida para que los alimentos puedan ser procesados y utilizados por el organismo.

C) En descomponer moléculas grandes en moléculas más simples. La digestión consiste en descomponer las moléculas de gran tamaño que contienen los alimentos en moléculas más simples, capaces de ser absorbidas y llegar a todas las células. Este proceso tiene lugar en el tubo digestivo y consta de fenómenos mecánicos y químicos.

A) En la boca. La digestión mecánica comienza en la boca con la masticación, donde los alimentos se trocean y se mezclan con la saliva. Este proceso prepara el alimento para la digestión química y su posterior paso al estómago.

A) Amilasa salivar (ptialina). La saliva contiene la enzima amilasa salivar, también conocida como ptialina, que actúa sobre los almidones y comienza a transformarlos en monosacáridos. Esta es una parte crucial de la digestión química que ocurre en la boca.

B) El alimento es empujado hacia la orofaringe. Durante la fase bucal de la deglución, la lengua empuja el alimento contra el paladar y hacia la región posterior de la boca hasta la orofaringe. Esta fase sigue a la masticación y la salivación, y prepara el bolo alimenticio para su paso a la faringe.

¿Qué mecanismo impide que el alimento entre en las vías respiratorias durante la deglución?

A) La contracción del esófago.
B) La relajación del esfínter esofágico inferior.
C) El cierre de la epiglotis.
D) La producción de saliva.

¿Qué proceso permite que el alimento viaje por el esófago hasta el estómago?

A) La onda peristáltica.
B) La salivación.
C) La masticación.
D) La absorción.

¿Qué tipo de digestión comienza en la boca con la masticación?

A) Digestión química.
B) Digestión mecánica.
C) Digestión enzimática.
D) Digestión peristáltica.

¿Qué proceso permite que el alimento viaje por el esófago hasta el estómago?

A) La masticación.
B) La salivación.
C) La onda peristáltica.
D) La absorción.

¿Qué fase de la deglución es involuntaria y se inicia con la constricción de los músculos faríngeos superiores?

A) Fase bucal.
B) Fase faríngea.
C) Fase esofágica.
D) Fase gástrica.

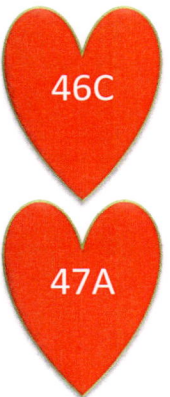

C) El cierre de la epiglotis. Durante la fase faríngea de la deglución, la epiglotis se cierra para impedir que el alimento entre en las vías respiratorias. Esto asegura que el bolo alimenticio se dirija hacia el esófago y no hacia la tráquea.

A) La onda peristáltica. La onda peristáltica es la contracción rítmica de los músculos del esófago que permite que el alimento viaje desde la faringe hasta el estómago. Este movimiento asegura que el bolo alimenticio avance a través del tubo digestivo.

B) Digestión mecánica. La digestión mecánica comienza en la boca con la masticación, donde los alimentos se trocean y se mezclan con la saliva. Este proceso prepara el alimento para la digestión química y su posterior paso al estómago.

C) La onda peristáltica. La onda peristáltica es la contracción rítmica de los músculos del esófago que permite que el alimento viaje desde la faringe hasta el estómago. Este movimiento asegura que el bolo alimenticio avance a través del tubo digestivo.

B) Fase faríngea. La fase faríngea de la deglución es involuntaria y se inicia con la constricción de los músculos faríngeos superiores y la relajación de los músculos faríngeos inferiores. Esta contracción muscular empuja el bolo alimenticio hacia la faringe inferior.

¿Qué ocurre con la amilasa salival cuando el bolo alimenticio llega al estómago?

A) Se activa.
B) Se convierte en pepsina.
C) Se inactiva.
D) Se descompone en aminoácidos.

¿Qué sustancia semilíquida se forma en el estómago tras la mezcla del bolo alimenticio con el jugo gástrico?

A) Pepsina.
B) Lipasa.
C) Quilo.
D) Quimo.

¿Qué tipo de contracciones aumentan la presión global en el interior del estómago?

A) Contracciones peristálticas.
B) Contracciones tónicas.
C) Contracciones gástricas.
D) Contracciones musculares.

¿Qué ocurre cuando el pH del contenido gástrico es inferior a 1,5-2?

A) Se estimula la secreción gástrica.
B) Se aumenta la absorción de nutrientes.
C) Se inhibe la secreción gástrica.
D) Se activa la pepsina.

¿Qué componente del jugo pancreático es responsable de su alto pH?

A) Amilasa pancreática.
B) Bicarbonato.
C) Lipasa pancreática.
D) A y B son falsas.

C) Se inactiva. La amilasa salival se inactiva cuando el bolo alimenticio llega al estómago debido al bajo pH del jugo gástrico (pH=2), que es consecuencia del ácido clorhídrico (ClH) secretado por las células parietales de las glándulas gástricas.

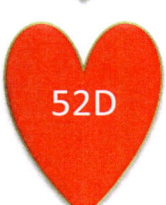

D) Quimo. Tras la mezcla del bolo alimenticio con el jugo gástrico en el estómago, se forma una sustancia semilíquida denominada quimo. El quimo debe pasar al intestino para completar la digestión y ser absorbido.

B) Contracciones tónicas. Las contracciones tónicas de todos los músculos de la pared gástrica aumentan la presión global en el interior del estómago, facilitando la mezcla y el movimiento del quimo.

C) Se inhibe la secreción gástrica. La secreción gástrica es inhibida cuando el pH del contenido gástrico es inferior a 1,5-2. Este bajo pH es una señal para detener la producción de jugos gástricos.

B) Bicarbonato. El jugo pancreático contiene una gran cantidad de bicarbonato, que es responsable de su alto pH (pH=8). Este bicarbonato sirve para contrarrestar el pH ácido del quimo gástrico.

¿Qué ocurre con el quimo cuando entra en el duodeno desde el estómago?

A) Se acidifica aún más.
B) Se convierte en pepsina.
C) Se neutraliza por las secreciones alcalinas del páncreas.
D) Se descompone en aminoácidos.

¿Qué hormona estimula la producción de bilis en el hígado?

A) Gastrina.
B) Enterogastrina.
C) Colecistoquinina.
D) Secretina.

¿Qué función tienen las sales biliares en el proceso digestivo?

A) Descomponer proteínas.
B) Emulsionar las grasas.
C) Hidrólisis de almidones.
D) Activar la pepsina.

¿Dónde se produce principalmente la absorción de los productos finales de la digestión?

A) En el estómago.
B) En el intestino delgado.
C) En el intestino grueso.
D) En el hígado.

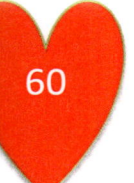

¿Qué proceso corresponde a la expulsión de los residuos alimenticios al exterior?

A) Absorción.
B) Digestión.
C) Excreción.
D) Secreción.

C) Se neutraliza por las secreciones alcalinas del páncreas. Cuando el quimo, que es ácido, entra en el duodeno desde el estómago, es neutralizado por las secreciones alcalinas del páncreas. Estas secreciones contienen una elevada concentración de bicarbonato, que contrarresta el pH ácido del quimo gástrico, creando un ambiente adecuado para la acción de las enzimas pancreáticas.

D) Secretina. La secretina es una hormona que estimula la producción de bilis en el hígado. La bilis es crucial para la emulsificación de las grasas, facilitando su digestión y absorción en el intestino delgado.

B) Emulsionar las grasas. Las sales biliares, que no contienen enzimas, juegan un papel crucial en la digestión de las grasas debido a su acción detergente, que emulsiona las grasas ingeridas. Sin esta dispersión de las grasas, las lipasas intestinales serían ineficaces y grandes cantidades de grasa se perderían en las heces.

B) En el intestino delgado. La absorción de los productos finales de la digestión se produce casi exclusivamente en el intestino delgado (ID). Este órgano es fundamental para la nutrición, ya que sus vellosidades y microvellosidades aumentan la superficie de absorción, permitiendo que los nutrientes digeridos pasen a la sangre. Los glúcidos, proteínas y lípidos se descomponen en sus componentes básicos (monosacáridos, aminoácidos y ácidos grasos) y son absorbidos por las células del intestino delgado. Estos nutrientes son luego transportados a través del sistema porta al hígado, donde se procesan y distribuyen según las necesidades del cuerpo.

C) Excreción. La excreción es el proceso mediante el cual los residuos alimenticios no digeridos y no absorbidos son expulsados al exterior. Este proceso se lleva a cabo en el intestino grueso, donde los restos alimentarios se compactan y forman las heces. La defecación es el mecanismo de excreción que permite la eliminación de las heces del cuerpo. La materia fecal está compuesta principalmente por agua (75%) y una parte seca (25%) que incluye restos bacterianos, células epiteliales descamadas, grasas, sustancias inorgánicas y restos alimentarios no digeribles como la celulosa vegetal.

¿Qué tipo de alimentos se consideran cariogénicos?

A) Alimentos ricos en proteínas.
B) Alimentos ricos en hidratos de carbono fermentables, como azúcar, glucosa, jarabes, lactosa y fructosa.
C) Alimentos ricos en fibra.
D) Alimentos ricos en vitaminas.

¿Qué efecto tienen los alimentos cariostáticos en los dientes?

A) Provocan caries.
B) No provocan caries.
C) Disminuyen el riesgo de caries.
D) Aumentan la producción de ácido en la boca.

¿Qué efecto tienen los alimentos anticariogénicos en los dientes?

A) Provocan caries.
B) No provocan caries.
C) Disminuyen el riesgo de caries.
D) Aumentan la producción de ácido en la boca.

¿Qué sucede cada vez que los azúcares entran en la boca?

A) Se producen ácidos que dañan el esmalte de los dientes.
B) Se produce una remineralización del esmalte dental.
C) Se aumenta la producción de saliva.
D) Se reduce el riesgo de caries.

¿Qué tipo de alimentos se deben evitar para reducir el riesgo de caries?

A) Alimentos ricos en proteínas.
B) Alimentos ricos en hidratos de carbono fermentables.
C) Alimentos ricos en fibra.
D) Alimentos ricos en vitaminas.

B) Alimentos ricos en hidratos de carbono fermentables, como azúcar, glucosa, jarabes, lactosa y fructosa. Los alimentos cariogénicos son aquellos que contienen hidratos de carbono fermentables, como azúcar (sacarosa), glucosa, jarabes, lactosa, fructosa y otros azúcares refinados. Estos alimentos, junto con la acción de bacterias propias de la boca, provocan la producción de ácido que daña el esmalte de los dientes, debilitándolos y aumentando el riesgo de caries.

B) No provocan caries. Los alimentos cariostáticos son aquellos que no provocan caries. Estos alimentos no contribuyen a la producción de ácido en la boca, lo que ayuda a mantener el esmalte dental intacto y reduce el riesgo de desarrollar caries.

C) Disminuyen el riesgo de caries. Los alimentos anticariogénicos son aquellos que disminuyen el riesgo de padecer caries. Estos alimentos ayudan a proteger el esmalte dental y pueden incluso favorecer la remineralización de los dientes, reduciendo la incidencia de caries.

A) Se producen ácidos que dañan el esmalte de los dientes. Cada vez que los azúcares entran en la boca, se producen ácidos como resultado del metabolismo de las bacterias presentes en la boca. Estos ácidos dañan el esmalte de los dientes, debilitándolos y aumentando el riesgo de caries. Cuanto más a menudo se consumen azúcares y más tiempo permanecen en la boca, más frecuente y severo será el ataque del ácido a los dientes.

B) Alimentos ricos en hidratos de carbono fermentables. Para reducir el riesgo de caries, se deben evitar los alimentos ricos en hidratos de carbono fermentables, como azúcar (sacarosa), glucosa, jarabes, lactosa, fructosa y otros azúcares refinados. Estos alimentos contribuyen a la producción de ácido en la boca, lo que daña el esmalte dental y aumenta el riesgo de caries.

6

¿Cuál es el pH de la saliva que puede estimular el proceso de las caries?

A) 6.5 o más.
B) 6.0 o más.
C) 5.5 o menos.
D) 5.0 o menos.

7

¿Cuál de los siguientes alimentos es considerado cariogénico?

A) Frutas frescas.
B) Verduras crudas.
C) Dulces duros o pegajosos.
D) Queso.

8

¿Qué tipo de alimentos se adhieren a las superficies y grietas de los dientes, aumentando el riesgo de caries?

A) Alimentos líquidos.
B) Alimentos pegajosos y retentivos.
C) Alimentos ricos en proteínas.
D) Alimentos ricos en fibra.

9

¿Cuál es el de mayor potencial cariogénico entre los hidratos de carbono fermentables?

A) Fructosa.
B) Glucosa.
C) Sacarosa.
D) Maltosa.

10

¿Qué sucede cuando los alimentos con almidón quedan retenidos en la boca por un tiempo prolongado?

A) No se produce ningún cambio.
B) La amilasa salival hidroliza el almidón en maltosa, aumentando el riesgo de caries.
C) El almidón se convierte en proteínas.
D) El almidón se elimina rápidamente de la boca.

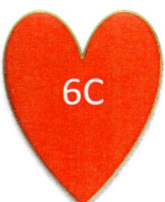

C) 5.5 o menos. Cuando los hidratos de carbono fermentables están en contacto con los microorganismos de la boca, pueden causar una disminución en el pH de la saliva a 5.5 o menos. Este ambiente ácido estimula el proceso de las caries, ya que el ácido producido daña el esmalte de los dientes.

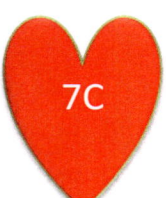

C) Dulces duros o pegajosos. Los dulces duros o pegajosos son considerados alimentos cariogénicos porque contienen hidratos de carbono fermentables que, al estar en contacto con los microorganismos de la boca, pueden producir ácidos que dañan el esmalte dental y aumentan el riesgo de caries.

B) Alimentos pegajosos y retentivos. Los alimentos pegajosos y retentivos, como los dulces y frutos secos, se adhieren a las superficies y grietas de los dientes, permaneciendo más tiempo en contacto con la estructura dental. Esto aumenta el riesgo de caries, ya que los ácidos producidos por los microorganismos pueden dañar el esmalte dental.

C) Sacarosa. La sacarosa tiene el mayor potencial cariogénico entre los hidratos de carbono fermentables. Puede intervenir en el proceso cariogénico por dos vías: formando polisacáridos adherentes que retienen la placa bacteriana y siendo hidrolizada por enzimas bacterianas en glucosa y fructosa, que son utilizadas para producir ácidos que desmineralizan el esmalte dental.

B) La amilasa salival hidroliza el almidón en maltosa, aumentando el riesgo de caries. Cuando los alimentos con almidón quedan retenidos en la boca por un tiempo prolongado, la amilasa salival hidroliza el almidón en maltosa. Esto hace que el sustrato sea más disponible para las bacterias, aumentando el riesgo de caries.

¿Qué tipo de bebidas se consideran cariogénicas?

A) Bebidas carbonatadas.
B) Batidos chocolate light.
C) Té sin azúcar.
D) La C es falsa.

¿Qué efecto tienen los dulces duros o pegajosos en los dientes?

A) Se eliminan rápidamente de la boca.
B) Actúan como aislante.
C) Se adhieren a las superficies y grietas de los dientes, aumentando el riesgo de caries.
D) Actúan de barrera para que no se queden pegados otros alimentos cariogénicos.

¿Qué tipo de alimentos se consideran cariostáticos?

A) Alimentos que contienen hidratos de carbono fermentables.
B) Alimentos que no son metabolizados por los microorganismos de la placa dentobacteriana.
C) Alimentos que disminuyen el pH de la saliva a 5.5 o menos.
D) Alimentos que aumentan el riesgo de caries.

¿Cuál de los siguientes alimentos es considerado anticariogénico?

A) Queso cheddar añejo.
B) Zumos.
C) Yogures con cereales.
D) Todas son verdaderas.

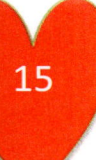

¿Qué efecto tienen las grasas en presencia de azúcares fermentables?

A) Aumentan el riesgo de caries.
B) Forman una película protectora sobre la superficie dental.
C) Disminuyen el pH de la saliva.
D) No tienen ningún efecto.

D) La C es falsa. Las bebidas carbonatadas y batidos de cacao son consideradas cariogénicas porque contienen azúcares y ácidos que pueden disminuir el pH de la saliva y estimular el proceso de las caries. Aunque se eliminan rápidamente de la boca, su alto contenido en ácido puede contribuir a la erosión del esmalte dental cuando se consumen en grandes cantidades.

C) Se adhieren a las superficies y grietas de los dientes, aumentando el riesgo de caries. Los dulces duros o pegajosos se adhieren a las superficies y grietas de los dientes, permaneciendo más tiempo en contacto con la estructura dental. Esto aumenta el riesgo de caries, ya que los ácidos producidos por los microorganismos pueden dañar el esmalte dental.

B) Alimentos que no son metabolizados por los microorganismos de la placa dentobacteriana. Los alimentos cariostáticos son aquellos que no contribuyen a la aparición de caries, ya que no son metabolizados por los microorganismos de la placa dentobacteriana. Ejemplos de estos alimentos incluyen carnes, pescados, aves, algunas verduras, hortalizas, grasas, huevos y dulces sin azúcar. Las grasas pueden reducir el riesgo de caries al formar una película protectora sobre la superficie dental.

A) Queso cheddar añejo. El queso cheddar añejo es considerado anticariogénico porque, además de no ser acidogénico, previene el descenso del pH por varios mecanismos posibles, como la acción tampón sobre el pH de la placa, la aceleración del aumento del pH por acción de péptidos, la inhibición de bacterias cariogénicas y la reducción de la desmineralización por su contenido en calcio y fosfatos. El consumo de queso tiene un efecto protector frente a la caries dental. Estimula el flujo salival, ayuda a limpiar la cavidad oral y neutralizar los ácidos, eleva las concentraciones de calcio en la placa dental y contiene fosfopéptidos de caseína, que son importantes en el proceso de remineralización del esmalte dental.

B) Forman una película protectora sobre la superficie dental. Las grasas pueden reducir el riesgo de caries cuando están en presencia de azúcares fermentables, al formar una película protectora sobre la superficie dental. Esta película ayuda a proteger el esmalte de los dientes de los ácidos producidos por los microorganismos de la boca.

¿Qué tipo de alimentos se deben consumir antes de los alimentos acidogénicos para prevenir la placa dental?

A) Alimentos cariogénicos.
B) Alimentos cariostáticos.
C) Alimentos anticariogénicos.
D) Alimentos ricos en hidratos de carbono fermentables.

¿Cuál es el efecto del azúcar xilitol en la prevención de caries?

A) Aumenta el riesgo de caries.
B) Es metabolizado por los microorganismos de la boca.
C) Disminuye el flujo de saliva.
D) No puede ser sintetizado o degradado por los microorganismos de la boca.

¿Qué efecto tiene masticar chicle después de las comidas en la prevención de caries?

A) Aumenta el riesgo de caries.
B) Neutraliza los ácidos con el mayor flujo de saliva que se produce.
C) Disminuye el flujo de saliva.
D) No tiene ningún efecto.

¿Qué es el índice de potencial cariogénico (I.P.C.)?

A) Una medida que calcula la consistencia de un alimento.
B) Una medida de la capacidad de un alimento para facilitar la iniciación de la caries.
C) Una medida de la cantidad de grasas en un alimento.
D) A y B son verdaderas.

¿Qué sucede si el proceso de desmineralización excede a la remineralización del esmalte dental?

A) Se forma una cavidad franca.
B) Se produce una remineralización completa.
C) No ocurre ningún cambio.
D) Se reduce el riesgo de caries.

C) Alimentos anticariogénicos. Los alimentos anticariogénicos, como ciertos quesos añejos, deben consumirse antes de los alimentos acidogénicos para prevenir la placa dental. Estos alimentos ayudan a mantener el pH de la placa dental y reducen la desmineralización del esmalte.

D) No puede ser sintetizado o degradado por los microorganismos de la boca. El azúcar xilitol es considerado anticariogénico porque los microorganismos de la boca no pueden sintetizarlo o degradarlo. Esto significa que no contribuye a la producción de ácidos que dañan el esmalte dental, ayudando a prevenir la caries.

B) Neutraliza los ácidos con el mayor flujo de saliva que se produce. Masticar chicle después de las comidas puede tener un efecto anticariogénico, ya que neutraliza los ácidos con el mayor flujo de saliva que se produce. Este efecto es beneficioso, incluso cuando el chicle contiene azúcar, y puede ayudar a prevenir la formación de caries interproximal, similar al efecto de limpiar los dientes y utilizar hilo dental.

B) Una medida de la capacidad de un alimento para facilitar la iniciación de la caries. El índice de potencial cariogénico (I.P.C.) es una medida de la capacidad de un alimento para facilitar la iniciación de la caries. Se toma como unidad de medida la sacarosa, que se expresa como 1. Por ejemplo, los caramelos tienen un I.P.C. de 0.73 y 1.06. La cariogenicidad de un alimento no garantiza que el consumidor inevitablemente tendrá la enfermedad, ya que la etiología de la caries es multifactorial.

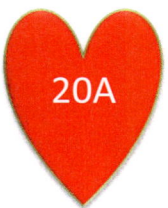

A) Se forma una cavidad franca. Si el proceso de desmineralización excede a la remineralización del esmalte dental, se formará una lesión inicial de caries o "mancha blanca" que progresará si el proceso avanza hasta convertirse en una cavidad franca. La remineralización puede ocurrir bajo ciertas condiciones, pero es importante mantener un equilibrio entre ambos procesos para prevenir la formación de caries.

¿Cuál de los siguientes factores favorece la remineralización del esmalte dental?

A) Alta cantidad de bacterias cariogénicas en la placa dental.
B) Baja tasa de secreción salival.
C) Presencia de fluoruros.
D) Falta de iones inorgánicos en la saliva.

¿Cuál es la principal fuente de energía de las bacterias bucales que están directamente envueltas en el descenso del pH?

A) Proteínas.
B) Grasas.
C) Carbohidratos.
D) Vitaminas.

¿Cómo se evalúa el potencial cariogénico de una dieta?

A) Estimando la cantidad total de alimentos consumidos en un día.
B) Estimando la cantidad total de exposiciones a los alimentos que contienen azúcares durante siete días del diario de la dieta.
C) Evaluando la cantidad de líquidos ingeridos durante las comidas.
D) Contando el número de comidas realizadas en una semana.

¿Cuál es el tipo de alimento más dañino según la escala de peligrosidad?

A) Alimentos adhesivos que contienen azúcar, consumidos entre las comidas.
B) Alimentos no retentivos (líquidos) que contienen azúcar, consumidos durante las comidas.
C) Alimentos sin azúcar.
D) Alimentos adhesivos que contienen azúcar, consumidos durante las comidas.

¿Qué se considera como un "momento de azúcar"?

A) Cada vez que se ingieren alimentos sin azúcar.
B) Cada vez que se realiza una comida principal.
C) Cada vez que se consumen líquidos durante las comidas.
D) Cada vez que se ingieren azúcares.

C) Presencia de fluoruros. La presencia de fluoruros es uno de los factores que favorecen la remineralización del esmalte dental. Otros factores incluyen la falta de sustrato para el metabolismo bacteriano, el bajo porcentaje de bacterias cariogénicas en la placa dental, una elevada tasa de secreción salival, una fuerte capacidad amortiguadora de la saliva, la presencia de iones inorgánicos en la saliva y una rápida limpieza de los alimentos.

C) Carbohidratos. Los carbohidratos son la principal fuente de energía de las bacterias bucales, específicamente las que están directamente envueltas en el descenso del pH. La mayoría de los carbohidratos en la dieta son monosacáridos, como glucosa, fructosa y galactosa, que son utilizados por las bacterias para producir ácidos que desmineralizan el esmalte dental.

B) Estimando la cantidad total de exposiciones a los alimentos que contienen azúcares durante siete días del diario de la dieta. El potencial cariogénico de una dieta se evalúa mediante la estimación de la cantidad total de veces que una persona está expuesta a alimentos que contienen azúcares durante un período de siete días. Esto se realiza a través del diario de la dieta, donde se registran todas las ingestas de alimentos azucarados. Este método permite identificar patrones de consumo y momentos críticos en los que la exposición a azúcares es mayor, facilitando la implementación de estrategias para reducir el riesgo de caries.

A) Alimentos adhesivos que contienen azúcar, consumidos entre las comidas. Los alimentos adhesivos que contienen azúcar y se consumen entre las comidas son los más dañinos según la escala de peligrosidad. Esto se debe a que estos alimentos tienden a quedarse pegados en los dientes, proporcionando un ambiente ideal para las bacterias que causan caries. Además, el consumo entre comidas significa que no hay una producción adicional de saliva, que ayuda a limpiar los dientes, como ocurre durante las comidas principales. El riesgo es aún mayor si estos alimentos se consumen antes de dormir, ya que la producción de saliva disminuye durante el sueño.

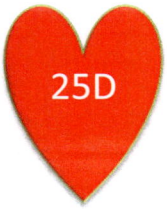

D) Cada vez que se ingieren azúcares. Un "momento de azúcar" se refiere a cada ocasión en la que se ingieren alimentos que contienen azúcares. Cada uno de estos momentos representa una oportunidad para que las bacterias en la boca conviertan los azúcares en ácidos, que pueden dañar el esmalte dental y provocar caries. Limitar estos momentos a no más de cuatro al día es una estrategia clave para reducir el riesgo de caries y mantener una buena salud dental.

¿Cuál es el objetivo de utilizar la escala de peligrosidad de los alimentos cariogénicos?

A) Aumentar el consumo de azúcares en la dieta de manera controlada.
B) Disminuir el potencial cariogénico de la dieta de un paciente.
C) Evaluar la cantidad de líquidos ingeridos durante las comidas.
D) Contar el número de comidas realizadas en una semana.

¿Cuál es la recomendación general sobre los "momentos de azúcar" en un día?

A) No sobrepasar los 4 momentos de azúcar en el día.
B) Consumir azúcares en cada comida.
C) Limitar los momentos de azúcar a uno por semana.
D) No consumir azúcares en absoluto.

¿Cuál es la estrategia recomendada para introducir cambios en la dieta?

A) Realizar supresiones rápidas de alimentos azucarados.
B) No realizar ningún cambio en la dieta.
C) Aumentar el consumo de alimentos adhesivos que contienen azúcar.
D) Introducir cambios lentos y duraderos en el tiempo.

¿Qué se debe tomar en cuenta al evaluar el potencial cariogénico de la dieta?

A) La cantidad de alimentos ingeridos en un día.
B) El balance entre los factores causantes de la enfermedad y los factores de defensa.
C) La cantidad de líquidos ingeridos durante las comidas.
D) El número de comidas realizadas en una semana.

¿Por qué los alimentos viscosos o pegajosos son más cariogénicos?

A) Porque son más difíciles de eliminar mediante el aclaramiento de la saliva y la acción de los músculos masticatorios.
B) Porque son más fáciles de eliminar mediante el aclaramiento de la saliva.
C) Porque contienen menos azúcares.
D) Porque se disuelven rápidamente en la boca.

171

B) Disminuir el potencial cariogénico de la dieta de un paciente. La escala de peligrosidad de los alimentos cariogénicos se utiliza para ayudar a reducir el riesgo de caries en la dieta de un paciente. Al identificar y clasificar los alimentos según su potencial dañino, se pueden hacer ajustes para disminuir la exposición a azúcares. Esto incluye recomendar alimentos menos cariogénicos y establecer hábitos alimenticios más saludables, como consumir alimentos azucarados durante las comidas principales en lugar de entre comidas.

A) No sobrepasar los 4 momentos de azúcar en el día. La recomendación general es que una persona no debe sobrepasar los cuatro momentos de azúcar en un día. Esto ayuda a controlar la exposición a azúcares y reducir el riesgo de caries. Mantener los momentos de azúcar dentro de este límite permite que la saliva neutralice los ácidos producidos por las bacterias y remineralice el esmalte dental, protegiendo así los dientes.

D) Introducir cambios lentos y duraderos en el tiempo. La estrategia recomendada para introducir cambios en la dieta es hacerlo de manera lenta y duradera. Se deben acordar "sustituciones" en lugar de "supresiones", y los sustitutos deben brindar placer para ser verdaderamente aceptados y sostenibles a largo plazo. Este enfoque gradual y positivo ayuda a los pacientes a adaptarse a nuevos hábitos alimenticios sin sentir que están renunciando a sus alimentos favoritos, lo que aumenta la probabilidad de éxito a largo plazo.

B) El balance entre los factores causantes de la enfermedad y los factores de defensa. Al evaluar el potencial cariogénico de la dieta, es crucial considerar el equilibrio entre los factores que causan la enfermedad (como la cantidad de microorganismos acidogénicos) y los factores de defensa (como el flujo salival). Si los factores causantes prevalecen o los mecanismos de defensa están afectados, la dieta tendrá un impacto significativo en el desarrollo y progresión de la caries.

A) Porque son más difíciles de eliminar mediante el aclaramiento de la saliva y la acción de los músculos masticatorios. Los alimentos viscosos o pegajosos son más cariogénicos porque son más difíciles de eliminar de la boca mediante el aclaramiento de la saliva y la acción de los músculos masticatorios. Esto hace que estos alimentos queden retenidos en la boca, favoreciendo el desarrollo de la placa bacteriana y aumentando el riesgo de caries.

¿Cómo afecta la textura de los alimentos al riesgo de caries?

A) Los alimentos blandos son menos cariogénicos.
B) Los alimentos duros son más cariogénicos.
C) Los alimentos blandos son más cariogénicos.
D) La textura de los alimentos no afecta el riesgo de caries.

¿Cómo influye la frecuencia de la ingesta de alimentos en el riesgo de caries?

A) Cuanto mayor sea la frecuencia de la ingesta, menor será el riesgo de caries.
B) La frecuencia de la ingesta no influye en el riesgo de caries.
C) Comer con frecuencia hidratos de carbono fermentables entre comidas disminuye laincidencia de caries.
D) Cuanto mayor sea la frecuencia de la ingesta, mayor será el riesgo de caries.

¿Por qué es más cariogénico consumir alimentos azucarados entre comidas que durante ellas?

A) Porque la saliva y los mecanismos de autolimpieza son menos activos entre comidas.
B) Porque los alimentos azucarados se disuelven más rápido entre comidas.
C) Porque el flujo salival es mayor entre comidas.
D) Porque los alimentos azucarados no afectan el pH de la boca entre comidas.

¿Cuál es el peor momento para ingerir un alimento cariogénico?

A) Antes de ir a dormir.
B) Durante el almuerzo.
C) Durante el desayuno.
D) Durante la cena.

¿Por qué el almidón se vuelve cariogénico en forma de alimentos retentivos?

A) Porque facilita la acción de la amilasa salival, liberando monosacáridos y disacáridos fermentables por las bacterias.
B) Porque se disuelve rápidamente en la boca.
C) Porque no afecta el pH de la boca.
D) Porque es más fácil de eliminar mediante el aclaramiento de la saliva.

C) Los alimentos blandos son más cariogénicos. Los alimentos blandos son más cariogénicos porque no requieren una masticación vigorosa, lo que reduce la estimulación de la salivación. La saliva ayuda a limpiar los dientes y neutralizar los ácidos producidos por las bacterias, por lo que una menor producción de saliva aumenta el riesgo de caries.

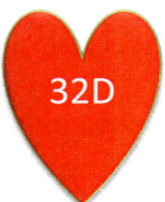

D) Cuanto mayor sea la frecuencia de la ingesta, mayor será el riesgo de caries. Cuanto mayor sea la frecuencia con la que se ingieren alimentos, mayor será el riesgo de caries. Cada vez que comemos, el pH de la boca baja por debajo del umbral de desmineralización, lo que dificulta la neutralización y la remineralización. Comer con frecuencia hidratos de carbono fermentables entre comidas aumenta la incidencia de caries.

A) Porque la saliva y los mecanismos de autolimpieza son menos activos entre comidas. Consumir alimentos azucarados entre comidas es más cariogénico porque la saliva y los mecanismos de autolimpieza (como el flujo salival y los movimientos de la lengua y los carrillos) son menos activos en esos momentos. Esto permite que los azúcares permanezcan en la boca por más tiempo, aumentando el riesgo de caries.

A) Antes de ir a dormir. El peor momento para ingerir un alimento cariogénico es antes de ir a dormir, ya que la tasa de secreción salivar es mínima durante el sueño. Esto significa que los ácidos liberados por las bacterias estarán actuando sobre el esmalte dental durante toda la noche, aumentando significativamente el riesgo de caries.

A) Porque facilita la acción de la amilasa salival, liberando monosacáridos y disacáridos fermentables por las bacterias. El almidón se vuelve cariogénico cuando se encuentra en forma de alimentos retentivos, ya que facilita la acción de la amilasa salival. Esta enzima descompone el almidón en monosacáridos y disacáridos, que son fermentables por las bacterias en la boca, aumentando el riesgo de caries.

¿Por qué los alimentos en forma de polvorón causan más caries que los líquidos azucarados?

A) Porque se disuelven más rápido en la boca.
B) Porque son más difíciles de eliminar mediante el aclaramiento de la saliva.
C) Porque contienen menos azúcares.
D) Porque no afectan el pH de la boca.

¿Qué efecto tiene comer varios caramelos de una sola vez en comparación con comer menos caramelos a lo largo de varias horas?

A) Produce menos caries.
B) Produce más caries.
C) No afecta la incidencia de caries.
D) Aumenta la producción de saliva.

¿Por qué es más cariogénico consumir un trozo de tarta entre horas que después de un plato principal?

A) Porque el flujo salival es mayor entre horas.
B) Porque los mecanismos de autolimpieza son menos activos entre horas.
C) Porque la tarta se disuelve más rápido entre horas.
D) Porque el pH de la boca no cambia entre horas.

¿Cómo afecta la acción de la amilasa salival a los alimentos retentivos que contienen almidón?

A) Facilita la eliminación de los alimentos de la boca.
B) No tiene ningún efecto en los alimentos retentivos.
C) Reduce la cantidad de azúcares en los alimentos.
D) Libera monosacáridos y disacáridos fermentables por las bacterias.

¿Cuál es el efecto protector del calcio en la salud dental?

A) Previene la desmineralización del esmalte.
B) Aumenta la producción de ácidos por las bacterias.
C) Disminuye la solubilidad del esmalte a los ácidos.
D) Inhibe la formación de la película adquirida.

B) Porque son más difíciles de eliminar mediante el aclaramiento de la saliva. Los alimentos en forma de polvorón son más cariogénicos porque son más difíciles de eliminar de la boca mediante el aclaramiento de la saliva. Esto permite que los azúcares permanezcan en contacto con los dientes por más tiempo, aumentando el riesgo de caries.

A) Produce menos caries. Comer varios caramelos de una sola vez produce menos caries que comer menos caramelos a lo largo de varias horas. Esto se debe a que la exposición prolongada a azúcares mantiene el pH de la boca bajo por más tiempo, dificultando la remineralización y aumentando el riesgo de caries.

B) Porque los mecanismos de autolimpieza son menos activos entre horas. Consumir un trozo de tarta entre horas es más cariogénico porque los mecanismos de autolimpieza, como el flujo salival y los movimientos de la lengua y los carrillos, son menos activos en esos momentos. Esto permite que los azúcares permanezcan en la boca por más tiempo, aumentando el riesgo de caries.

D) Libera monosacáridos y disacáridos fermentables por las bacterias. La acción de la amilasa salival en los alimentos retentivos que contienen almidón libera monosacáridos y disacáridos, que son fermentables por las bacterias en la boca. Esto aumenta el riesgo de caries, ya que estos azúcares son utilizados por las bacterias para producir ácidos que desmineralizan el esmalte dental.

A) Previene la desmineralización del esmalte. El calcio es un elemento protector de efecto local que previene la desmineralización del esmalte dental. Al mantener el esmalte fuerte y resistente, el calcio ayuda a proteger los dientes contra la caries.

¿Cuál es el sustituto del azúcar más efectivo en la prevención de la caries?

A) Glucosa.
B) Fructosa.
C) Xilitol.
D) Lactosa.

¿Cómo contribuye el uso continuo de chicle con xilitol a la reducción de la incidencia de caries?

A) Aumenta la producción de ácidos por las bacterias.
B) Disminuye el flujo salival. Debido al xilitol.
C) Reduce la incidencia de caries mediante la masticación y el efecto del xilitol.
D) Incrementa la solubilidad del esmalte a los ácidos.

¿Cuál es la diferencia en la cariogenicidad entre el almidón cocido y el almidón crudo?

A) El almidón crudo es más cariogénico que el almidón cocido.
B) El almidón cocido es más cariogénico que el almidón crudo.
C) Ambos tienen la misma cariogenicidad.
D) Ninguno de los dos es cariogénico.

¿Cómo afecta el patrón de ingesta de azúcares a la incidencia de caries?

A) No tiene ningún efecto.
B) El consumo frecuente de azúcar provoca caídas frecuentes del pH, aumentando los periodos de desmineralización.
C) El consumo infrecuente de azúcar aumenta la incidencia de caries.
D) Solo afecta a los niños.

¿Qué efecto tienen las propiedades físicas y químicas de los alimentos en el potencial cariogénico?

A) No tienen ningún efecto.
B) Los alimentos sólidos se eliminan rápidamente de la cavidad oral, mientras que los alimentos líquidos pegajosos quedan retenidos por más tiempo, aumentando el potencial cariogénico.
C) Los alimentos pegajosos se eliminan rápidamente de la cavidad oral.
D) Los alimentos líquidos se eliminan rápidamente de la cavidad oral, mientras que los alimentos pegajosos quedan retenidos por más tiempo, aumentando el potencial cariogénico.

C) Xilitol. El xilitol es un sustituto del azúcar muy efectivo en la prevención de la caries. No es metabolizado por la placa, lo que disminuye la producción de ácidos y, por tanto, la caída del pH. Además, aumenta el flujo salival y tiene un efecto inhibidor específico sobre los estreptococos del grupo mutans, reduciendo sus niveles en saliva y placa. No produce ácido láctico en su proceso de degradación. En su lugar, produce otros ácidos orgánicos como el ácido acético o fórmico, que tienen menor capacidad de desmineralización, e incluso productos como el etanol. Además, algunos estudios han demostrado que el xilitol tiene capacidad remineralizadora de las lesiones de caries.

C) Reduce la incidencia de caries mediante la masticación y el efecto del xilitol. El uso continuo de chicle con xilitol reduce la incidencia de caries debido al efecto beneficioso de la masticación, que aumenta el flujo salival, y al mecanismo de acción del xilitol, que inhibe la producción de ácidos y reduce los niveles de bacterias cariogénicas en la boca.

B) El almidón cocido es más cariogénico que el almidón crudo. El almidón cocido es más cariogénico que el almidón crudo porque el proceso de cocción lo hace más accesible para las enzimas salivales y bacterianas, facilitando su descomposición en azúcares fermentables que pueden contribuir a la formación de caries.

B) El consumo frecuente de azúcar provoca caídas frecuentes del pH, aumentando los periodos de desmineralización. El patrón de ingesta de azúcares, incluyendo la frecuencia de consumo, está relacionado con la incidencia de caries. El consumo frecuente de azúcar provoca caídas frecuentes del pH en la cavidad oral, lo que aumenta los periodos de desmineralización del esmalte dental y, por lo tanto, el riesgo de caries.

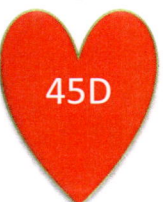

D) Los alimentos líquidos se eliminan rápidamente de la cavidad oral, mientras que los alimentos pegajosos quedan retenidos por más tiempo, aumentando el potencial cariogénico. Las propiedades físicas y químicas de los alimentos afectan su tiempo de retención en la boca y, por lo tanto, su potencial cariogénico. Los alimentos líquidos se eliminan rápidamente de la cavidad oral, mientras que los alimentos más pegajosos, como las galletas y las patatas chips, quedan retenidos por más tiempo, lo que prolonga el periodo de caída del pH y aumenta el riesgo de caries.

¿Qué son los trastornos de la conducta alimentaria (TCA)?

A) Enfermedades infecciosas que afectan principalmente a adultos mayores.
B) Enfermedades psiquiátricas crónicas, más frecuentes en adolescentes y mujeres jóvenes.
C) Trastornos hormonales que afectan a la población masculina.
D) Problemas digestivos que afectan a niños pequeños.

¿Cuál es una consecuencia directa de los TCA en el organismo?

A) Mejora del funcionamiento cerebral.
B) Incremento de la masa muscular.
C) Malnutrición que afecta a todo el organismo.
D) Aumento de la energía física.

¿Qué condición no debe estar presente para diagnosticar un TCA?

A) Enfermedad médica secundaria.
B) Alteración del patrón de ingesta.
C) Deterioro físico.
D) Problemas psicosociales.

¿Qué factores han contribuido al aumento de la incidencia y prevalencia de los TCA en los últimos años?

A) Factores genéticos.
B) Factores socioculturales.
C) Factores climáticos.
D) Factores económicos.

¿Qué grupo de población es más afectado por los TCA?

A) Adultos mayores.
B) Niños pequeños.
C) Adolescentes femeninas.
D) Hombres adultos.

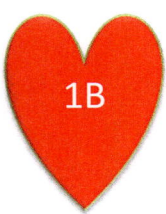

B) Enfermedades psiquiátricas crónicas, más frecuentes en adolescentes y mujeres jóvenes. Los trastornos de la conducta alimentaria (TCA) son enfermedades psiquiátricas crónicas que se presentan con mayor frecuencia en adolescentes y mujeres jóvenes. Estos trastornos se caracterizan por una alteración del patrón de ingesta o de la conducta sobre el control del peso, lo que produce un deterioro físico y psicosocial. La malnutrición resultante afecta a todo el organismo y al funcionamiento cerebral, perpetuando el trastorno mental. Además, los TCA no deben ser secundarios a ninguna enfermedad médica o psiquiátrica.

C) Malnutrición que afecta a todo el organismo. Una consecuencia directa de los TCA es la malnutrición, que afecta a todo el organismo y al funcionamiento cerebral. Esta malnutrición no solo debilita el cuerpo, sino que también perpetúa el trastorno mental, creando un ciclo difícil de romper. La falta de nutrientes esenciales puede llevar a problemas graves de salud, incluyendo debilidad muscular, problemas cardíacos y deterioro cognitivo.

A) Enfermedad médica secundaria. Para diagnosticar un TCA, la alteración de la conducta alimentaria no debe ser secundaria a ninguna enfermedad médica o psiquiátrica. Esto significa que los síntomas de los TCA deben ser independientes y no causados por otra condición médica. Esta distinción es crucial para asegurar un diagnóstico preciso y un tratamiento adecuado.

B) Factores socioculturales. El aumento progresivo de la incidencia y prevalencia de los TCA en los últimos años se debe principalmente a factores socioculturales. Estos factores incluyen la presión social para cumplir con ciertos estándares de belleza y delgadez, la influencia de los medios de comunicación y las redes sociales, y los cambios en los hábitos alimentarios y de estilo de vida. Estos factores pueden contribuir a la aparición y perpetuación de los TCA, especialmente en adolescentes y mujeres jóvenes.

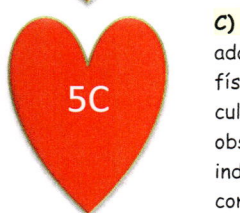

C) Adolescentes femeninas. Los TCA afectan de forma preferente a la población adolescente femenina. Este grupo es particularmente vulnerable debido a los cambios físicos y emocionales que ocurren durante la adolescencia, así como a la presión social y cultural para cumplir con ciertos estándares de belleza. Sin embargo, también se observa una tendencia al aumento de TCA en prepuberes y varones de riesgo. Esto indica que los TCA no solo afectan a adolescentes femeninas, sino que también están comenzando a aparecer en otros grupos de población, lo que subraya la necesidad de una mayor concienciación y prevención en todos los sectores de la sociedad.

¿Qué tipo de daño pueden causar los trastornos alimentarios en la cavidad oral?

A) Daño temporal.
B) Daño prolongado o permanente.
C) Daño leve.
D) Daño reversible.

¿Qué efectos conllevan los trastornos de la conducta alimentaria?

A) Una mejora en la salud física debido a la pérdida de peso.
B) Una mejora en el funcionamiento psicosocial.
C) Un aumento de la energía física.
D) Una alteración persistente en la alimentación o en el comportamiento alimentario.

¿Qué síndromes importantes incluye la décima revisión del Código Internacional de Enfermedades (CIE-10) de la OMS?

A) Anorexia nerviosa y bulimia nerviosa.
B) Trastorno por atracones y pica.
C) Trastorno por rumiación y de evitación/restricción de la ingesta de alimentos.
D) Trastorno de la conducta alimentaria sin especificación y otros trastornos de la conducta alimentaria.

¿Qué alteración en la mucosa oral puede observarse en pacientes con vómitos frecuentes?

A) Leucoplasia.
B) Eritema palatino.
C) Melanosis.
D) Lengua geográfica.

¿Qué trastornos adicionales se incluyen además de la anorexia nerviosa y la bulimia nerviosa?

A) Anorexia nerviosa atípica y bulimia nerviosa atípica.
B) Hiperfagia en otras alteraciones psicológicas y vómitos en otras alteraciones psicológicas.
C) Otros trastornos de la conducta alimentaria y el trastorno de la conducta alimentaria sin especificación.
D) Todas las anteriores.

B) Daño prolongado o permanente. Un trastorno alimentario es capaz de generar daño prolongado o incluso permanente a los dientes y la boca. La detección temprana de estos trastornos permite un período de recuperación más suave y con mayores probabilidades de éxito.

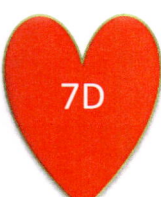

D) Una alteración persistente en la alimentación o en el comportamiento alimentario. Los trastornos de la conducta alimentaria se caracterizan por una alteración persistente en la alimentación o en el comportamiento alimentario, con deterioro significativo de la salud física o del funcionamiento psicosocial de la persona que los padece.

A) Anorexia nerviosa y bulimia nerviosa. La décima revisión del Código Internacional de Enfermedades (CIE-10) de la OMS incluye en los TCA dos síndromes importantes y claramente delimitados: anorexia nerviosa y bulimia nerviosa. También incluye la anorexia nerviosa atípica, la bulimia nerviosa atípica, la hiperfagia en otras alteraciones psicológicas, los vómitos en otras alteraciones psicológicas, otros trastornos de la conducta alimentaria y el trastorno de la conducta alimentaria sin especificación

B) Eritema palatino. El contacto repetido del ácido gástrico con la mucosa del paladar puede causar irritación e inflamación, manifestándose como eritema palatino (enrojecimiento), especialmente en pacientes con bulimia.

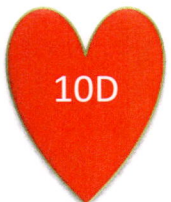

D) Todas las anteriores. Además de la anorexia nerviosa y la bulimia nerviosa, el CIE-10 incluye la anorexia nerviosa atípica, la bulimia nerviosa atípica, la hiperfagia en otras alteraciones psicológicas, los vómitos en otras alteraciones psicológicas, otros trastornos de la conducta alimentaria y el trastorno de la conducta alimentaria sin especificación.

¿Qué manual es una herramienta fundamental para el diagnóstico de trastornos mentales, incluyendo los TCA?

A) Código Internacional de Enfermedades (CIE-10).
B) Manual Diagnóstico y Estadístico de los Trastornos Mentales (DSM-V).
C) Guía de Trastornos Psiquiátricos (GTP).
D) Manual de Diagnóstico Clínico (MDC).

¿Qué incluye el CIE-10 (Código Internacional de Enfermedades) en los trastornos de la conducta alimentaria (TCA)?

A) Solo anorexia nerviosa y bulimia nerviosa.
B) Anorexia nerviosa, bulimia nerviosa y otros trastornos específicos.
C) Trastorno por atracones y pica.
D) Trastorno de evitación/restricción de la ingesta de alimentos.

¿Qué trastornos son los más comunes según el DSM-V (Manual Diagnóstico y Estadístico de los Trastornos Mentales) ?

A) Anorexia nerviosa (AN), bulimia nerviosa (BN) y trastorno por atracones (TA).
B) Pica y trastorno por rumiación.
C) Trastorno de evitación/restricción de la ingesta de alimentos.
D) Hiperfagia en otras alteraciones psicológicas.

¿Qué caracteriza a la pica?

A) Ingestión de grandes cantidades de alimentos.
B) Preocupación exagerada por el control del peso corporal.
C) Rechazo a mantener un peso corporal mínimo normal.
D) Ingestión permanente de sustancias no nutritivas y no alimentarias.

¿Qué factores intervienen en la aparición de los TCA?

A) Genéticos y biológicos.
B) Psicológicos y familiares.
C) Socioculturales.
D) Todas las anteriores.

B) Manual Diagnóstico y Estadístico de los Trastornos Mentales (DSM-V). El Manual Diagnóstico y Estadístico de los Trastornos Mentales (DSM-V) es una herramienta fundamental para el diagnóstico de trastornos mentales, incluyendo los trastornos de la conducta alimentaria. Este manual proporciona criterios diagnósticos claros y detallados para una amplia variedad de trastornos mentales.

B) Anorexia nerviosa, bulimia nerviosa y otros trastornos específicos. La décima revisión del Código Internacional de Enfermedades (CIE-10) de la OMS incluye en los TCA dos síndromes importantes y claramente delimitados: anorexia nerviosa y bulimia nerviosa. También incluye la anorexia nerviosa atípica, la bulimia nerviosa atípica, la hiperfagia en otras alteraciones psicológicas, los vómitos en otras alteraciones psicológicas, otros trastornos de la conducta alimentaria y el trastorno de la conducta alimentaria sin especificación.

A) Anorexia nerviosa (AN), bulimia nerviosa (BN) y trastorno por atracones (TA). Los principales TCA según el DSM-V son la anorexia nerviosa (AN), la bulimia nerviosa (BN) y el trastorno por atracones (TA). Estos trastornos son los más comunes y a ellos se refiere fundamentalmente en la revisión del DSM-V.

D) Ingestión permanente de sustancias no nutritivas y no alimentarias. La pica se define por la ingestión persistente, al menos durante un mes, de sustancias no nutritivas y no alimentarias, como tierra, tiza, yeso, papel, jabón, entre otros. Esta conducta es inapropiada para el grado de desarrollo del individuo y no forma parte de una práctica culturalmente aceptada o socialmente normativa. La pica es más prevalente en personas con discapacidad intelectual o trastornos mentales, aunque también puede observarse en mujeres embarazadas y niños. La etiopatogenia y prevalencia de la pica son aún desconocidas, lo que dificulta su diagnóstico y tratamiento.

D) Todas las anteriores. En la aparición de los TCA intervienen factores genéticos, biológicos (anomalías en la neurotransmisión cerebral, disfunciones en el eje hipotálamo-hipofisario y gonadal), psicológicos (que actúan como desencadenantes en las personas más vulnerables), familiares (familias conflictivas, desorganizadas, poco cohesionadas, con cambios en los hábitos de alimentación) y socioculturales. Los factores socioculturales son los más importantes, con una publicidad que sobrevalora los cuerpos delgados y promociona la delgadez como modelo estético corporal y un valor de éxito social.

¿Qué repercusiones para la salud conllevan los TCA?

A) Alteraciones hormonales y amenorrea.
B) Osteoporosis y fracturas.
C) Problemas cardiovasculares y gastrointestinales.
D) Todas las anteriores.

¿Qué caracteriza a la anorexia nerviosa (AN)?

A) Rechazo a mantener un peso corporal mínimo normal.
B) Episodios repetidos de ingesta excesiva de alimentos.
C) Preocupación exagerada por el control del peso corporal.
D) Medidas compensatorias extremas.

¿Qué caracteriza a la bulimia nerviosa (BN)?

A) Rechazo a mantener un peso corporal mínimo normal.
B) Episodios repetidos de ingesta excesiva de alimentos.
C) Alteración de la percepción en la forma o tamaño del cuerpo.
D) Miedo a ganar peso.

¿Qué caracteriza al trastorno por atracones (TA)?

A) Episodios de sobreingesta con conductas compensatorias.
B) Episodios de sobreingesta sin conductas compensatorias.
C) Rechazo a mantener un peso corporal mínimo normal.
D) Preocupación exagerada por el control del peso corporal.

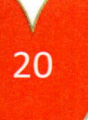

¿Qué representan los TCA en adolescentes?

A) La primera causa de enfermedad crónica.
B) La segunda causa de enfermedad crónica.
C) La tercera causa de enfermedad crónica.
D) La cuarta causa de enfermedad crónica.

D) Todas las anteriores. Los TCA conllevan graves repercusiones para la salud de quienes los sufren. Desde el punto de vista orgánico, incluyen alteraciones hormonales, amenorrea, osteoporosis, fracturas, anemia, deshidratación, alteraciones electrolíticas (hipocaliemia, hipomagnesemia), renales (disminución del filtrado glomerular, cálculos renales), problemas cardiovasculares (atrofia miocárdica, prolapso mitral, bradicardia, cambios electrocardiográficos), gastrointestinales (gastroparesia, estreñimiento, dilatación gástrica), neurológicos (deterioro cognitivo, neuropatía periférica), dermatológicos (xerosis cutánea, lanugo, alopecia), musculares y deficiencias vitamínicas, entre otros. Desde un punto de vista psicológico, se asocian con depresión, ansiedad, obsesión, aislamiento social y problemas familiares.

A) Rechazo a mantener un peso corporal mínimo normal. La anorexia nerviosa (AN) es un trastorno caracterizado por el rechazo a mantener un peso corporal mínimo normal, miedo a ganar peso y una alteración de la percepción en la forma o tamaño del cuerpo. Este trastorno aparece con mayor frecuencia en chicas adolescentes y mujeres jóvenes, aunque también pueden verse afectados hombres adolescentes y jóvenes, así como niños prepúberes o mujeres maduras hasta la menopausia.

B) Episodios repetidos de ingesta excesiva de alimentos. La bulimia nerviosa (BN) se caracteriza por episodios repetidos de ingesta excesiva de alimentos y por una preocupación exagerada por el control del peso corporal, lo que lleva al enfermo a adoptar medidas compensatorias extremas.

B) Episodios de sobreingesta sin conductas compensatorias. El trastorno por atracones (TA) se define: presencia de episodios de sobreingesta, similares a los de la bulimia nerviosa (BN), pero sin conductas compensatorias que caracterizan a esta última. Las personas con TA consumen grandes cantidades de alimentos en un corto período de tiempo y sienten una pérdida de control durante estos episodios. A diferencia de la BN, no intentan "compensar" la ingesta excesiva mediante vómitos, ejercicio excesivo u otros métodos. Este trastorno es más prevalente que la anorexia nerviosa (AN) y la BN, y se asocia con numerosos trastornos psiquiátricos (como la depresión y la ansiedad) y no psiquiátricos (como la obesidad y las enfermedades metabólicas).

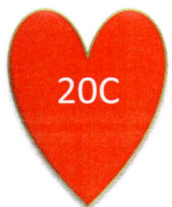

C) La tercera causa de enfermedad crónica. Los TCA representan la tercera causa de enfermedad crónica en adolescentes. Esto indica la gravedad y la prevalencia de estos trastornos en la población joven.

¿Qué sustancias pueden ser ingeridas en la pica?

A) Alimentos nutritivos.
B) Vitaminas y suplementos.
C) Sustancias no nutritivas y no alimentarias como tierra, tiza, yeso, papel, jabón.
D) Medicamentos prescritos.

¿Qué caracteriza al trastorno por rumiación?

A) Regurgitación repetida de alimentos durante un período mínimo de un mes.
B) Episodios de sobreingesta sin conductas compensatorias.
C) Rechazo a mantener un peso corporal mínimo normal.
D) Preocupación exagerada por el control del peso corporal.

¿Qué caracteriza al trastorno evitativo/restrictivo de la ingesta de alimentos?

A) Episodios de sobreingesta sin conductas compensatorias.
B) Evitación o restricción en la ingesta de alimentos.
C) Regurgitación repetida de alimentos.
D) Preocupación exagerada por el control del peso corporal.

¿Qué efecto tiene la deficiencia de calcio en la salud oral?

A) Mejora la salud de las encías.
B) Promueve la caries dental y enfermedad de las encías.
C) Incrementa la producción de saliva.
D) Reduce la sensibilidad dental.

¿Qué puede causar la deficiencia de hierro en la boca?

A) Mejora del aliento.
B) Aumento de la energía física.
C) Incremento de la masa muscular.
D) Desarrollo de llagas o úlceras.

C) Sustancias no nutritivas y no alimentarias como tierra, tiza, yeso, papel, jabón. En la pica, se ingieren sustancias no nutritivas y no alimentarias como tierra, tiza, yeso, papel, jabón. Estas sustancias son inapropiadas al grado de desarrollo del individuo y no forman parte de una práctica culturalmente aceptada o socialmente normativa.

A) Regurgitación repetida de alimentos durante un período mínimo de un mes. El trastorno por rumiación se caracteriza por la regurgitación repetida de alimentos durante un período mínimo de un mes. Esta regurgitación no puede ser atribuida a un trastorno gastrointestinal asociado ni a otra afección médica, como el reflujo gastroesofágico o la estenosis pilórica. Aunque los pacientes con anorexia nerviosa (AN) y bulimia nerviosa (BN) también pueden presentar regurgitación y escupir los alimentos como mecanismo para perder las calorías ingeridas, el trastorno por rumiación difiere en su evolución clínica y no está asociado con el temor a engordar ni con la autovaloración dependiente del peso corporal.

B) Evitación o restricción en la ingesta de alimentos. El trastorno evitativo/restrictivo de la ingesta de alimentos se caracteriza por la evitación o restricción en la ingesta de alimentos. Este trastorno se observa especialmente en niños y su prevalencia es desconocida. La principal característica diagnóstica es la evitación o restricción en la ingesta de alimentos, lo que puede llevar a una malnutrición y otros problemas de salud.

B) Promueve la caries dental y enfermedad de las encías. La deficiencia de calcio promueve la caries dental y la enfermedad de las encías. Incluso si un paciente con anorexia consume suficiente calcio, también necesita suficiente vitamina D para ayudar al cuerpo a absorberlo. Sin una adecuada absorción de calcio, los dientes y las encías pueden debilitarse, aumentando el riesgo de caries y enfermedades periodontales.

D) Desarrollo de llagas o úlceras. La deficiencia de hierro puede fomentar el desarrollo de llagas o úlceras dentro de la boca. Estas lesiones pueden ser dolorosas y dificultar la alimentación y el habla, afectando la calidad de vida del paciente.

¿Qué efectos pueden tener cantidades insuficientes de vitamina B3 (niacina) en la salud oral?

A) Mejora del aliento.
B) Desarrollo de aftas y mal aliento.
C) Incremento de la producción de saliva.
D) Reducción de la sensibilidad dental.

¿Qué efecto tienen los vómitos repetidos en los dientes?

A) Pérdida de hueso.
B) Pérdida de esmalte y cambios en color, forma y longitud de los dientes.
C) Retracción gingival.
D) Aumento de la energía física.

¿Qué puede causar un ciclo frecuente de atracones y vómitos en las glándulassalivales?

A) Síndrome de boca seca.
B) Agrandamiento de las glándulas salivales.
C) Caries dentales.
D) Todas son verdaderas.

¿Qué complicación dental está asociada con trastornos alimentarios y afecta la articulación temporo-mandibular?

A) Gingivitis.
B) Caries dental.
C) Artritis degenerativa.
D) Xerostomía.

¿Qué se recomienda para mantener el cuidado bucal después de vomitar?

A) Cepillarse los dientes inmediatamente para retirar el ácido.
B) Enjuagar la boca con agua y bicarbonato.
C) Cepillarse los dientes suavemente con cepillo de dureza blanda.
D) Todas son correctas.

B) Desarrollo de aftas y mal aliento. Cantidades insuficientes de vitamina B3 (niacina) pueden contribuir al mal aliento y al desarrollo de aftas. Además, las encías pueden volverse rojas e hinchadas, casi brillantes, lo que a menudo es un signo de gingivitis. La boca también puede estar extremadamente seca debido a la deshidratación, y los labios pueden enrojecerse, secarse y agrietarse.

B) Pérdida de esmalte y cambios en color, forma y longitud de los dientes. Los frecuentes vómitos provocan que los ácidos fuertes del estómago afecten repetidamente a los dientes. La capa exterior del diente (esmalte) se puede perder y los dientes pueden cambiar de color, forma y longitud, llegando a ser quebradizos, translúcidos y débiles. Comer alimentos o bebidas calientes o fríos puede resultar incómodo, y pueden producirse pérdidas de tejido y lesiones erosivas en la superficie de la boca. En casos extremos, la pulpa puede estar expuesta y causar infección, decoloración o incluso muerte pulpar.

D) Todas son verdaderas. Un ciclo frecuente de atracones y vómitos puede causar un agrandamiento de las glándulas salivales, que pueden ser dolorosas y son a menudo visibles. Cuando se inflaman, provocan el síndrome de boca seca, que se acompaña de caries dentales y otras enfermedades. Además, por la alimentación incorrecta, las encías y otros tejidos blandos de la cavidad bucal pueden sangrar muy fácilmente.

C) Artritis degenerativa. Dentro de la articulación temporo-mandibular es una complicación dental a menudo asociada con trastornos alimentarios. Cuando la artritis comienza en esta articulación, puede crear dolor en el área de la articulación, dolores de cabeza crónicos y problemas para masticar y abrir/cerrar la boca.

B) Enjuagar la boca con agua y bicarbonato. Después de vomitar, muchas personas se cepillan los dientes para eliminar restos de comida, pero esto no es recomendable según la ciencia. El ácido gástrico presente en el vómito es altamente corrosivo y puede dañar el esmalte dental, provocando caries y encías inflamadas. Cepillarse los dientes inmediatamente después de vomitar empeora la erosión dental y puede llevar a la pérdida de piezas dentales. En lugar de cepillarse, se recomienda enjuagar la boca con agua o una mezcla de agua y bicarbonato de sodio. Para quienes vomitan frecuentemente, los dentistas sugieren tratamientos con fluoruro para proteger los dientes del desgaste causado por los ácidos gástricos.

31

¿Por qué se recomienda evitar el cepillado durante 1 hora después de vomitar?

A) Para permitir que los ácidos del estómago se absorban.
B) Para evitar frotar los ácidos del estómago más profundamente en el esmalte de los dientes.
C) Para aumentar la producción de saliva.
D) Para reducir la sensibilidad dental.

32

¿Qué puede causar una boca seca o xerostomía en pacientes con TCA?

A) Mejora de la salud oral.
B) Vómitos y/o nutrición general deficiente.
C) Incremento de la producción de saliva.
D) Reducción de la sensibilidad dental.

33

¿Qué puede ayudar a mantener la recurrencia de caries al mínimo en pacientes con xerostomía?

A) Hidratar la boca con agua u otros productos específicos.
B) Comer alimentos o bebidas calientes.
C) Usar hilo dental inmediatamente después de vomitar.
D) Cepillarse los dientes inmediatamente después de vomitar.

34

¿Qué tipo de enjuagues pueden prescribirse para pacientes con TCA según sus necesidades específicas?

A) Enjuagues con flúor.
B) Enjuagues sin flúor.
C) Enjuagues con flúor y con mínima dosis de alcohol.
D) Ninguna es correcta.

35

¿Cuál es la principal causa de la aparición y evolución de la gingivitis?

A) Deficiencia de hierro.
B) Consumo excesivo de alimentos ácidos.
C) Acumulación de placa dentobacteriana.
D) Ninguna es correcta.

B) Para evitar frotar los ácidos del estómago más profundamente en el esmalte de los dientes. Se recomienda que el cepillado se evite durante 1 hora después de vomitar para evitar frotar los ácidos del estómago más profundamente en el esmalte de los dientes. Esto ayuda a proteger el esmalte y prevenir el daño dental.

B) Vómitos y/o nutrición general deficiente. Una boca seca, o xerostomía, puede ser el resultado de vómitos y/o nutrición general deficiente. La xerostomía también favorecerá el desarrollo de caries dentales. Hidratar la boca con agua u otros productos específicos ayudará a mantener la recurrencia de caries al mínimo.

A) Hidratar la boca con agua u otros productos. Hidratar la boca con agua u otros productos específicos puede ayudar a mantener la recurrencia de caries al mínimo en pacientes con xerostomía. Esto ayuda a mantener la boca húmeda y reducir el riesgo de caries.

A) Enjuagues con flúor. Es importante consultar con el dentista sobre las necesidades específicas del tratamiento. Los enjuagues con flúor pueden prescribirse, así como agentes desensibilizantes o remineralizantes. Cada caso debe evaluarse de manera individual para determinar el tratamiento adecuado.

C) Acumulación de placa dentobacteriana. La principal causa de la aparición y evolución de la gingivitis es la acumulación de placa dentobacteriana. Esta placa se relaciona con la nutrición a través de tres factores: el alimento retenido alrededor de los dientes, la insuficiente higiene oral y la escasa producción de saliva.

¿Cómo contribuye la nutrición a la acumulación de placa dentobacteriana?

A) Aumentando la producción de saliva.
B) Metabolizando el alimento retenido alrededor de los dientes.
C) Mejorando la salud de las encías.
D) Reduciendo la inflamación gingival.

¿Qué pautas se recomiendan para prevenir la enfermedad periodontal?

A) Aumentar el consumo de bebidas gaseosas.
B) Incrementar el consumo de alimentos ácidos.
C) Reducir la producción de saliva.
D) Evitar la formación y ayudar a la eliminación de la placa.

¿Cuáles son algunos de los efectos secundarios dentales y bucales causados por el cáncer o su tratamiento?

A) Saliva fluida.
B) Sequedad en la boca.
C) Excesivo aumento del sentido del gusto.
D) Todas son correctas.

¿Qué efecto tiene la radioterapia en la cantidad y consistencia de la saliva?

A) Aumenta la producción de saliva.
B) No tiene ningún efecto en la saliva.
C) Mejora la calidad de la saliva.
D) Cambia la cantidad y la consistencia de la saliva.

¿Qué se recomienda para prevenir las caries durante la radioterapia?

A) Tratamientos con flúor especiales.
B) Mantener muy buena higiene bucal.
C) Evitar el uso de enjuagues bucales.
D) La C es falsa.

36B — **B) Metabolizando el alimento retenido alrededor de los dientes.** La nutrición contribuye a la acumulación de placa dentobacteriana porque el alimento retenido alrededor de los dientes es metabolizado por las bacterias de la boca, lo que contribuye a la acumulación de la placa. Por eso es conveniente no comer entre horas y limitar el número de tomas diarias a cinco.

37D — **D) Evitar la formación y ayudar a la eliminación de la placa.** Las pautas para prevenir la enfermedad periodontal se centran en evitar la formación y ayudar a la eliminación de la placa. Esto incluye mantener una buena higiene bucodental y seguir una dieta que no favorezca la acumulación de placa dentobacteriana.

38B — **B) Sequedad en la boca.** Los síntomas o efectos secundarios de la boca causados por el cáncer o el tratamiento contra el cáncer pueden incluir sequedad en la boca, saliva espesa, cambios en el gusto, llagas en la boca, caries, dificultad para tragar, dificultad para masticar o abrir la boca, infección, enfermedad ósea, inflamación o dolor en el recubrimiento de la boca y la lengua. Muchos de estos efectos secundarios desaparecen poco tiempo después de que finalice el tratamiento, aunque algunos podrían ser duraderos o permanentes.

39D — **D) Cambia la cantidad y la consistencia de la saliva.** La radioterapia en la cabeza y el cuello es probable que cambie la cantidad y la consistencia de la saliva, lo que aumenta el riesgo de tener caries. La saliva puede volverse más espesa y menos abundante, lo que dificulta la protección natural de los dientes contra las caries.

40D — **D) La C es falsa.** Para prevenir las caries durante la radioterapia, se recomienda mantener muy buena higiene bucal y tratamientos con flúor especiales. Este tratamiento, junto con una dieta baja en azúcar, puede ayudar a proteger los dientes. Además, pueden recomendarse ejercicios para prevenir la rigidez de la mandíbula.

¿Qué ejercicios pueden recomendarse durante la radioterapia para prevenir la rigidez de la mandíbula?

A) Ejercicios de estiramiento de los músculos faciales.
B) Ejercicios de masticación.
C) Ejercicios de apertura y cierre de la boca.
D) Todas las anteriores.

¿Qué enfermedad puede desarrollarse después de un trasplante de médula ósea/células madre y causar efectos secundarios bucales?

A) Enfermedad de injerto contra huésped.
B) Gingivitis.
C) Caries dental.
D) Periodontitis.

¿Qué efectos secundarios bucales pueden ser causados por la quimioterapia de dosis altas usada para tratar la leucemia, el linfoma o el mieloma múltiple?

A) Disminución de la producción de saliva.
B) Llagas en la boca.
C) Disminución de la sensibilidad dental.
D) A y B son correctas.

¿Para qué se utilizan los bifosfonatos en el tratamiento del cáncer?

A) Para aumentar la producción de células cancerosas.
B) Para reducir la propagación de las células cancerosas en el hueso.
C) Para mejorar la salud dental.
D) Para reducir la inflamación de las encías.

¿Qué es la osteonecrosis de la mandíbula (ONJ)?

A) Una enfermedad viral que afecta los dientes.
B) Una condición en la que el hueso de la mandíbula se debilita y se pierde.
C) Una infección bacteriana de las encías.
D) Una condición genética que afecta la mandíbula.

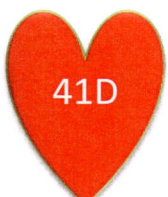

D) Todas las anteriores. Pueden recomendarse ejercicios para prevenir la rigidez de la mandíbula durante la radioterapia, incluyendo ejercicios de estiramiento de los músculos faciales, ejercicios de masticación y ejercicios de apertura y cierre de la boca. Estos ejercicios pueden ayudar a mantener la movilidad de la mandíbula y reducir la rigidez.

A) Enfermedad de injerto contra huésped. Es posible que los pacientes desarrollen una enfermedad de injerto contra huésped después de un trasplante de médula ósea/células madre. Esta enfermedad puede causar sequedad en la boca, disminución de la saliva, llagas en la boca, sensibilidad a los alimentos picantes o ácidos, dificultad para tragar y aumento del riesgo de caries.

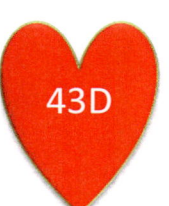

D) A y B son correctas. Las llagas en la boca son un efecto secundario frecuente de la quimioterapia de dosis altas usada para tratar la leucemia, el linfoma o el mieloma múltiple. Estas llagas junto a la disminución en la producción de saliva pueden llegar a ser muy ser dolorosas y dificultar la alimentación y el habla.

B) Para reducir la propagación de las células cancerosas en el hueso. Los bifosfonatos se utilizan a veces para reducir la propagación de las células cancerosas en el hueso. Además de su uso como tratamiento en enfermedades articulares. Estos medicamentos ayudan a fortalecer los huesos y reducir el riesgo de fracturas en pacientes con cáncer

B) Una condición en la que el hueso de la mandíbula se debilita y se pierde. La osteonecrosis de la mandíbula (ONJ) es una condición en la que el hueso de la mandíbula se debilita y se pierde. Esto puede ocasionar dolor, hinchazón, infección de la mandíbula, dientes flojos y huesos expuestos. El riesgo de ONJ existe hasta incluso un año después de finalizar el tratamiento con bifosfonatos

¿Qué efectos secundarios dentales y bucales pueden causar los bifosfonatos?

A) Mejora del gusto.
B) Osteonecrosis de la mandíbula (ONJ).
C) Incremento de la producción de saliva.
D) Reducción de la sensibilidad dental.

¿Qué efectos secundarios dentales y bucales pueden ocasionar los medicamentos para el dolor utilizados en el tratamiento del cáncer?

A) Sequedad en la boca.
B) Aumento del gusto.
C) Rechinamiento dental.
D) A y C son correctas.

¿Qué se recomienda para los pacientes antes de comenzar el tratamiento contra el cáncer para reducir el riesgo de efectos secundarios dentales y bucales?

A) Ver a un dentista al menos 4 semanas antes de comenzar el tratamiento.
B) Evitar el uso de enjuagues bucales.
C) Incrementar la ingesta de alimentos ácidos.
D) No realizar ninguna visita dental.

¿Cuánto tiempo se debe dejar pasar entre la cirugía dental y el tratamiento contra el cáncer?

A) 1 semana.
B) 2 semanas.
C) 3 semanas.
D) 4 semanas.

¿Qué nutrientes son importantes para mantener la salud ósea y dental?

A) Vitamina C y hierro.
B) Vitamina E y zinc.
C) Vitamina A y magnesio.
D) Vitamina D y calcio.

B) Osteonecrosis de la mandíbula (ONJ). Un efecto secundario poco frecuente pero grave de los bifosfonatos es la osteonecrosis de la mandíbula (ONJ). Esta condición produce el debilitamiento y la pérdida de hueso en la mandíbula, lo que puede ocasionar dolor, hinchazón, infección de la mandíbula, dientes flojos y huesos expuestos

A) Sequedad en la boca. Los medicamentos para el dolor utilizados en el tratamiento del cáncer pueden ocasionar sequedad en la boca. Este efecto secundario es significativo porque la saliva juega un papel crucial en la protección de los dientes contra las caries y en la lubricación de la boca para facilitar la masticación y la deglución. La sequedad en la boca puede aumentar el riesgo de caries, infecciones y dificultades para hablar y comer.

A) Ver a un dentista al menos 4 semanas antes de comenzar el tratamiento. Durante estas visitas, el dentista puede tratar los dientes con caries, rotos o infectados, y cualquier otra infección dental. También es importante asegurarse de que la dentadura postiza se adapta bien y no irrita la boca, para evitar irritaciones en las mejillas y la lengua. Estas medidas preventivas pueden ayudar a reducir el riesgo de efectos secundarios dentales y bucales durante el tratamiento contra el cáncer.

B) 2 semanas. Normalmente, se debería dejar pasar al menos 2 semanas entre la cirugía dental y el tratamiento contra el cáncer para permitir que la herida se cure. Este período de recuperación es crucial para evitar complicaciones durante el tratamiento contra el cáncer, ya que una herida dental no curada puede ser susceptible a infecciones y otros problemas que podrían complicar el tratamiento oncológico.

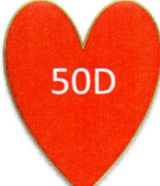

D) Vitamina D y calcio. Consumir suficiente vitamina D y calcio, todos los días ayuda a mantener la mandíbula y los dientes fuertes y sanos. Los lácteos son buenas fuentes de calcio y, más aún si son fortificados, de vitamina D. Otras opciones alimentarias pueden incluir jugos de frutas y cereales fortificados. La vitamina D es esencial para la absorción de calcio en el cuerpo, lo que contribuye a la salud ósea y dental.

¿Qué se recomienda para manejar la sequedad de la boca?

A) Beber agua y bebidas sin azúcar.
B) Beber bebidas gaseosas.
C) Aumentar el cepillado dental con más cantidad de flúor.
D) A y C son correctas.

51

¿Qué es un aspecto importante de la atención y el tratamiento contra el cáncer relacionado con los efectos secundarios dentales y bucales?

A) Solo el tratamiento del cáncer.
B) El alivio de los efectos secundarios, conocido como cuidados paliativos o atención médica de apoyo.
C) Incrementar la producción de saliva.
D) Reducir la sensibilidad dental.

52

¿Cuáles de estos alimentos son los más aconsejados por ser son buenas fuentes de calcio y vitamina D para promover una buena salud ósea?

A) Frutas y verduras.
B) Lácteos y cereales fortificados (con nutrientes adicionales).
C) Pescados grasos.
D) B y C son correctos.

53

¿Por qué es importante controlar el consumo de azúcar durante el tratamiento contra del cáncer en el campo bucodental?

A) Porque se inflama el paladar blando.
B) Para evitar en lo posible la aparición de lesiones de caries.
C) Porque crea lesiones en la lengua.
D) Todas son correctas.

54

¿Qué consejos pueden ayudar a mejorar la salud bucal y prevenir efectos secundarios durante el tratamiento contra el cáncer?

A) Cepillarse suavemente los dientes 2 veces por día y usar hilo dental regularmente.
B) Alternar alimentos calientes, fríos.
C) Incrementar el consumo de azúcar.
D) Evitar el uso de cepillos de dientes suaves.

55

A) Beber agua y bebidas sin azúcar. Medida que puede ayudar a manejar la sequedad de la boca. Chupar trozos de hielo también puede ayudar. Es importante evitar bebidas gaseosas, jugos de frutas, cigarrillos, tabaco de mascar y alcohol, ya que pueden empeorar la sequedad de la boca y causar otros problemas de salud bucal.

B) El alivio de los efectos secundarios, conocido como cuidados paliativos o atención médica de apoyo. Es un aspecto importante de la atención y el tratamiento contra el cáncer, conocido como cuidados paliativos o atención médica de apoyo. El tratamiento específico dependerá de los síntomas del paciente e incluirá medidas para manejar y tratar los efectos secundarios dentales y bucales, mejorando así la calidad de vida del paciente durante el tratamiento.

D) B y C son correctos. Los lácteos son buenas fuentes de calcio y, más aún si son fortificados, de vitamina D al igual que los cereales. Los pescados grasos con mayor vitamina D son los grasos como la caballa, salmón y sardinas. Consumir suficiente vitamina D y calcio todos los días ayuda a mantener la mandíbula y los dientes fuertes y sanos. La vitamina D es esencial para la absorción de calcio en el cuerpo, lo que contribuye a la salud ósea y dental.

B) Para evitar en lo posible la aparición de lesiones de caries. Es importante controlar el consumo de azúcar durante el tratamiento contra el cáncer porque las bacterias de la boca utilizan el azúcar para vivir, y este proceso produce el ácido que ocasiona las caries. Reducir el consumo de azúcar puede ayudar a prevenir las caries y mantener la salud dental. Las caries pueden ser especialmente problemáticas para los pacientes oncológicos, ya que pueden complicar el tratamiento y afectar la calidad de vida.

A) Cepillarse suavemente los dientes 2 veces por día y usar hilo dental regularmente. Estas medidas pueden ayudar a mejorar la salud bucal y prevenir efectos secundarios durante el tratamiento contra el cáncer. Utilizar un cepillo de dientes extra suave y mojarlo en agua tibia para ablandar la cerda antes de cepillarse también es recomendable. Estos hábitos de higiene bucal son esenciales para mantener la salud dental y reducir el riesgo de caries e infecciones.

MICROBIOLOGÍA

11. Flora microbiana oral normal: concepto, composición, crecimiento. Sistema inmunitario. Antígenos/anticuerpos: Concepto.

12. Composición microbiológica de la placa dental y saliva.

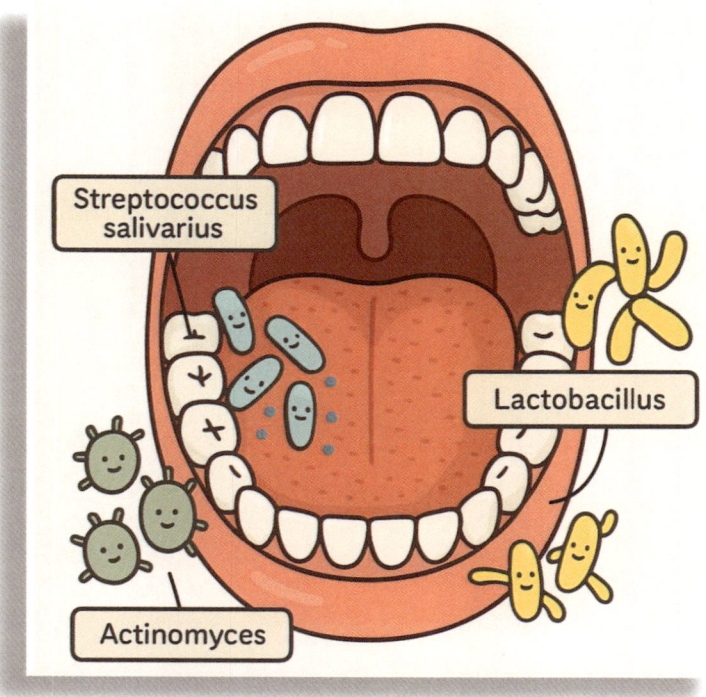

1

¿Qué estudia la microbiología?

A) Solo las bacterias.
B) Solo los virus.
C) Los microorganismos en general.
D) Solo los hongos.

2

¿Qué son los patógenos?

A) Microorganismos beneficiosos.
B) Microorganismos que causan daño al hombre.
C) Microorganismos que viven en el agua.
D) Microorganismos que no afectan a los humanos.

3

¿A qué reino pertenecen las bacterias?

A) Reino Animalia.
B) Reino Plantae.
C) Reino Fungi.
D) Reino Procariota.

4

¿Cómo se reproducen las bacterias?

A) Mitosis.
B) Meiosis.
C) Fisión binaria.
D) Gemación.

5

¿Qué estructura bacteriana protege contra daños osmóticos y proporciona rigidez?

A) Cápsula.
B) Pared celular.
C) Membrana plasmática.
D) Citoplasma.

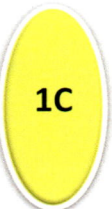

1C

C) Los microorganismos en general. La microbiología es la rama de la biología que se dedica al estudio de los microorganismos, que son organismos microscópicos. Esto incluye bacterias, hongos, protozoos y virus. La palabra "microbiología" proviene del griego: "micro" significa pequeño, "bio" significa vida y "logos" significa estudio. Por lo tanto, la microbiología es el estudio de la vida microscópica.

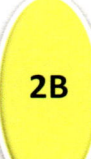

2B

B) Microorganismos que causan daño al hombre. Los patógenos son microorganismos que pueden causar enfermedades en los seres humanos. Estos incluyen bacterias, virus, hongos y protozoos. Los patógenos pueden invadir el cuerpo humano y multiplicarse, causando infecciones y enfermedades.

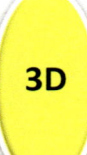

3D

D) Reino Procariota. Las bacterias pertenecen al Reino Procariota, que se caracteriza por organismos unicelulares con una estructura celular simple. A diferencia de las células eucariotas, las células procariotas no tienen un núcleo definido ni organelos rodeados por membranas. Las bacterias son ejemplos típicos de procariotas.

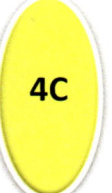

4C

C) Fisión binaria. La fisión binaria es un proceso de reproducción asexual en el cual una célula bacteriana se divide en dos células hijas idénticas. Este proceso implica la duplicación del ADN de la bacteria y la división de su citoplasma, resultando en dos células nuevas.

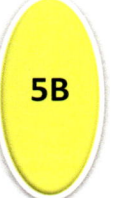

5B

B) Pared celular. La pared celular de las bacterias es una estructura rígida que se encuentra por fuera de la membrana plasmática. Está compuesta principalmente por peptidoglicano (mureína), un polímero que proporciona rigidez y resistencia. Esta estructura es crucial para mantener la forma de la célula y protegerla contra cambios osmóticos, que podrían causar la lisis celular (ruptura de la célula). Las bacterias Gram positivas tienen una pared celular gruesa con múltiples capas de peptidoglicano, mientras que las Gram negativas tienen una pared más delgada y una membrana externa adicional.

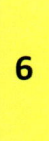

6

¿Qué son los mesosomas y cuál es su función?

A) Invaginaciones de la membrana plasmática involucradas en procesos metabólicos y reproductivos.
B) Estructuras externas utilizadas para la locomoción.
C) Inclusiones citoplasmáticas que almacenan nutrientes.
D) Filamentos internos que permiten el movimiento.

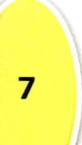

7

¿Qué son las esporas o endosporas y cuál es su función?

A) Estructuras externas utilizadas para la locomoción.
B) Inclusiones citoplasmáticas que almacenan nutrientes.
C) Formas de resistencia que permiten la supervivencia en condiciones adversas.
D) Filamentos internos que permiten el movimiento.

8

¿Qué bacterias se tiñen de color morado (azul-violeta) durante la tinción de Gram?

A) Gram negativas.
B) Gram positivas.
C) Formas L.
D) Eubacterias.

9

¿Qué función tiene la cápsula en algunas bacterias?

A) Facilita la locomoción.
B) Aumenta la capacidad infecciosa y protege contra la fagocitosis.
C) Almacena nutrientes.
D) Participa en la división celular.

10

¿Qué son los plásmidos y cuál es su función en las bacterias?

A) Inclusiones citoplasmáticas que almacenan nutrientes.
B) Invaginaciones de la membrana plasmática.
C) Estructuras utilizadas para la locomoción.
D) Pequeñas moléculas de DNA bicatenario que se replican de forma autónoma.

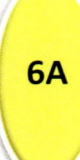

A) Invaginaciones de la membrana plasmática involucradas en procesos metabólicos y reproductivos. Los mesosomas son invaginaciones de la membrana plasmática que se encuentran principalmente en bacterias Gram positivas. Estas estructuras están involucradas en varios procesos celulares, incluyendo la formación del tabique durante la división celular, la replicación del ADN y la distribución de los cromosomas a las células hijas. Los mesosomas también participan en la respiración celular y en la producción de energía.

C) Formas de resistencia que permiten la supervivencia en condiciones adversas. Las esporas o endosporas son estructuras altamente resistentes formadas por algunas bacterias en respuesta a condiciones ambientales adversas. Estas estructuras permiten a las bacterias sobrevivir en condiciones extremas de temperatura, desecación, radiación y productos químicos. Las endosporas contienen el material genético de la bacteria y una pequeña cantidad de citoplasma, rodeados por una capa protectora gruesa. Cuando las condiciones se vuelven favorables, las endosporas pueden germinar y convertirse en células vegetativas activas.

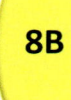

B) Gram positivas. Las bacterias Gram positivas retienen el colorante violeta de genciana durante el procedimiento de tinción de Gram, mostrándose de color morado (azul-violeta). Esto se debe a la estructura de su pared celular, que es gruesa y contiene múltiples capas de peptidoglicano. Los ácidos teicoicos presentes en la pared celular también contribuyen a la retención del colorante.

B) Aumenta la capacidad infecciosa y protege contra la fagocitosis. La cápsula es una capa mucosa viscosa constituida por polisacáridos que algunas bacterias secretan sobre su cubierta protectora. Esta estructura aumenta la capacidad infecciosa de las bacterias patógenas al protegerlas del mecanismo de fagocitosis de las células de defensa del organismo. Además, la cápsula resiste la acción de los antibacterianos, favorece la adhesión, evita la desecación y protege contra bacteriófagos. La cápsula es antigénica y su presencia puede ser utilizada para la identificación de bacterias.

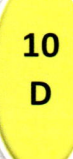

D) Pequeñas moléculas de DNA bicatenario que se replican de forma autónoma. Los plásmidos son pequeñas moléculas de DNA bicatenario que se encuentran en las bacterias, especialmente en las gramnegativas. Estos elementos genéticos se replican de forma autónoma y pueden transferirse entre bacterias a través de los pili durante la conjugación. Los plásmidos contienen genes que pueden conferir resistencia a antibióticos, tolerancia a metales tóxicos y la capacidad de producir toxinas y enzimas, aumentando así la virulencia de las bacterias.

11

¿Qué es el genoma bacteriano?

A) Conjunto de proteínas bacterianas.
B) Conjunto de material genético (DNA bacteriano) con capacidad para autoreplicarse.
C) Conjunto de lípidos bacterianos.
D) Conjunto de carbohidratos bacterianos.

12

¿Cómo se caracteriza el crecimiento bacteriano?

A) Aumento del tamaño de las bacterias.
B) Aumento del número de bacterias.
C) Disminución del número de bacterias.
D) Disminución del tamaño de las bacterias.

13

¿Qué tipo de bacterias requieren bajas concentraciones de oxígeno para crecer?

A) Aerobios.
B) Anaerobios obligados.
C) Microaerófilos.
D) Capnófilos.

14

¿Qué son los hongos saprófitos?

A) Hongos que obtienen sus nutrientes de materia orgánica en descomposición.
B) Hongos que se alimentan de otro ser vivo provocándole daño.
C) Hongos que producen esporas asexuadas.
D) Hongos que viven en simbiosis con plantas.

15

¿Qué son las hifas en los hongos filamentosos?

A) Estructuras reproductivas.
B) Filamentos que componen la parte vegetativa del hongo.
C) Esporas asexuadas.
D) Células esféricas.

11 B

B) Conjunto de material genético (DNA bacteriano) con capacidad para autorreplicarse. El genoma bacteriano es el conjunto de material genético de una bacteria, compuesto por DNA que tiene la capacidad de autorreplicarse. Este genoma incluye tanto el DNA cromosómico, que se encuentra en el nucleoide, como el DNA extracromosómico, que puede estar presente en forma de plásmidos y bacteriófagos.

12 B

B) Aumento del número de bacterias. El crecimiento bacteriano se caracteriza por el aumento del número de bacterias, no del tamaño de las mismas. Este proceso se realiza principalmente por fisión binaria, donde una célula bacteriana se divide en dos células hijas idénticas.

13 C

C) Microaerófilos. Los microaerófilos son bacterias que requieren bajas concentraciones de oxígeno para crecer, generalmente no superiores al 15%. Estas bacterias no pueden tolerar las concentraciones de oxígeno presentes en la atmósfera, pero necesitan una pequeña cantidad de oxígeno para su metabolismo.

14 A

A) Hongos que obtienen sus nutrientes de materia orgánica en descomposición. Los hongos saprófitos obtienen sus nutrientes de materia orgánica en descomposición. Estos hongos juegan un papel crucial en la descomposición y reciclaje de materia orgánica en los ecosistemas.

15 B

B) Filamentos que componen la parte vegetativa del hongo. Las hifas son filamentos que componen la parte vegetativa de los hongos filamentosos. Un conjunto de hifas forma el micelio, que es la estructura visible del hongo. Las hifas pueden estar divididas por tabiques llamados septos (hifas tabicadas) o ser continuas (hifas cenocíticas).

16

¿Cómo se deben tomar muestras de mucosas para el estudio de hongos?

A) Mediante la toma de sangre.
B) Mediante la toma de orina.
C) Mediante el uso de una torunda estéril de algodón.
D) Mediante la toma de saliva.

17

¿Qué es la microbiota normal o microbioma humano?

A) Conjunto de microorganismos localizados de manera normal en sitios del cuerpo humano.
B) Conjunto de virus que infectan el cuerpo humano.
C) Conjunto de células humanas que combaten infecciones.
D) Conjunto de toxinas producidas por bacterias.

18

¿Qué es el comensalismo en las relaciones entre microorganismos y la especie humana?

A) Relación en la que los microorganismos causan enfermedades.
B) Relación en la que los microorganismos son indiferentes para el ser humano.
C) Relación en la que ambos, microorganismos y ser humano, se benefician.
D) Relación en la que los microorganismos se vuelven parasitarios.

19

¿Qué es la biota normal?

A) Conjunto de microorganismos patógenos que causan enfermedades.
B) Conjunto de toxinas producidas por bacterias.
C) Conjunto de células humanas que combaten infecciones.
D) Conjunto de microorganismos que se establecen y crecen sobre las superficies corporales sin producir efectos negativos.

20

¿Qué microorganismos proliferan principalmente en la piel y la cavidad oral?

A) Bacterias gram negativas, protozoos, virus.
B) Bacterias gram positivas, levaduras, estafilococos.
C) Hongos, algas, parásitos.
D) Bacterias anaerobias, espiroquetas, micoplasmas.

16
C

C) Mediante el uso de una torunda estéril de algodón. Para tomar muestras de mucosas, se debe utilizar una torunda estéril de algodón y un contenedor de torunda, con o sin medio de transporte. En caso de existir lesiones blanquecinas, se debe frotar la torunda en la zona de lesión o secreción. Si solo hay enrojecimiento, se debe humedecer la torunda con agua o solución salina estéril y rotarla por la superficie enrojecida.

17
A

A) Conjunto de microorganismos que se localizan de manera normal en distintos sitios del cuerpo humano. La microbiota normal, también conocida como flora microbiana normal o microbioma humano, es el conjunto de microorganismos que se localizan de manera normal en distintos sitios del cuerpo humano. Estos microorganismos pueden incluir bacterias, hongos y otros microbios que viven en simbiosis con el cuerpo humano.

18
B

B) Relación en la que los microorganismos son indiferentes para el ser humano. El comensalismo es una relación en la que los microorganismos se benefician mientras que el ser humano no se ve afectado ni de manera positiva ni negativa. Un ejemplo de esto son los gérmenes que habitan en la piel y mucosas sin causar daño.

19
D

D) Conjunto de microorganismos que se establecen y crecen sobre las superficies corporales sin producir efectos negativos. La biota normal, también conocida como microbiota, es el conjunto de microorganismos que se establecen y crecen sobre las superficies corporales sin producir efectos negativos. Estos microorganismos compiten con otros que pueden tener un efecto patógeno, evitando así su proliferación.

20
B

B) Bacterias gram positivas, levaduras, estafilococos. En la piel y la cavidad oral proliferan principalmente bacterias gram positivas, levaduras y estafilococos. Estos microorganismos forman parte de la biota normal y, en condiciones normales, no causan efectos negativos.

21

¿Qué son los patógenos oportunistas?

A) Microorganismos que siempre causan enfermedades.
B) Microorganismos que nunca causan enfermedades.
C) Microorganismos que causan enfermedades bajo determinadas circunstancias, como el debilitamiento de las defensas inmunitarias.
D) Microorganismos que solo causan enfermedades en animales.

22

¿Qué es una epidemia?

A) Enfermedad infecciosa que afecta a un número de individuos superior al esperado en una población durante un tiempo determinado.
B) Enfermedad infecciosa que se mantiene estable en una población durante mucho tiempo.
C) Enfermedad infecciosa que afecta a todo el mundo.
D) Enfermedad infecciosa que solo afecta a animales.

23

¿Qué funciones beneficiosas tiene la microbiota normal en el cuerpo humano?

A) Producir toxinas y causar enfermedades.
B) Impedir la colonización por otros microorganismos, activar el sistema inmune y producir nutrientes esenciales.
C) Destruir células humanas y tejidos.
D) Causar infecciones y alergias.

24

¿Qué microorganismos pueden causar caries en la cavidad oral?

A) Bacterias gram negativas.
B) Virus y protozoos.
C) Estreptococos de la placa dental.
D) Parásitos y algas.

25

¿Qué factores pueden producir desequilibrios en la microbiota oral?

A) Mala higiene, alteraciones en el pH, cambios hormonales, alteraciones en la producción de saliva.
B) Consumo de alimentos ricos en fibra, ejercicio regular, hidratación adecuada.
C) Exposición al sol, uso de protector solar, dieta equilibrada.
D) Uso de productos cosméticos, consumo de alcohol, falta de sueño.

211

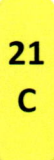

21
C

C) Microorganismos que causan enfermedades bajo determinadas circunstancias, como el debilitamiento de las defensas inmunitarias. Los patógenos oportunistas son microorganismos que normalmente no causan enfermedades en su hábitat natural, pero pueden volverse patógenos bajo determinadas circunstancias, como el debilitamiento de las defensas inmunitarias del huésped.

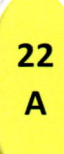

22
A

A) Enfermedad infecciosa que afecta a un número de individuos superior al esperado en una población durante un tiempo determinado. Una epidemia es una enfermedad infecciosa que afecta a un número de individuos superior al esperado en una población durante un tiempo determinado. Un ejemplo común es la gripe.

23
B

B) Impedir la colonización por otros microorganismos, activar el sistema inmune y producir nutrientes esenciales. La microbiota normal tiene varias funciones beneficiosas en el cuerpo humano, como impedir la colonización por otros microorganismos no adaptados a ese hábitat (competencia interespecie), activar el sistema inmune (por ejemplo, estimulando la producción de IgA secretora) y producir nutrientes esenciales (como la vitamina B y K).

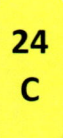

24
C

C) Estreptococos de la placa dental. Los estreptococos de la placa dental pueden causar caries en la cavidad oral. Estos microorganismos producen ácidos que desmineralizan el esmalte dental, llevando a la formación de caries.

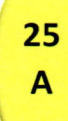

25
A

A) Mala higiene, alteraciones en el pH, cambios hormonales, alteraciones en la producción de saliva. Factores como la mala higiene, alteraciones en el pH por uso de antibióticos, cambios hormonales (como el embarazo) y alteraciones en la producción de saliva pueden producir desequilibrios en la microbiota oral, afectando su composición y función.

26

¿Qué microorganismos se encuentran en el paladar blando?

A) Bacterias gram negativas y hongos.
B) Bacterias propias de las vías respiratorias altas como Haemophilus, Corynebacterium y Neisseria, Streptococcus pyogenes y Streptococcus viridans.
C) Virus y protozoos.
D) Todas son falsas.

27

¿Qué microorganismos predominan en el dorso de la lengua?

A) Bacterias gram negativas y hongos.
B) Protozoos.
C) Virus y protozoos.
D) Estreptococos del grupo viridans, especialmente Streptococcus salivarius.

28

¿Qué microorganismos son los primeros en colonizar la placa dentaria?

A) Virus y protozoos.
B) Bacterias anaerobias y espiroquetas.
C) Parásitos y algas.
D) Streptococcus sanguis, seguido de otros estreptococos como Neisseria spp, bacilos gram positivos y formas filamentosas.

29

¿Qué ocurre con la flora microbiana del feto humano antes del nacimiento?

A) El feto es estéril hasta que rompe la membrana en la que se encuentra.
B) El feto tiene una flora microbiana diversa.
C) El feto tiene una flora microbiana similar a la de un adulto.
D) El feto tiene una flora microbiana similar a la de un anciano.

30

¿Qué es la eubiosis en el contexto de los ecosistemas orales?

A) Estado de desequilibrio en el ecosistema oral.
B) Estado de equilibrio en el ecosistema oral.
C) Estado de infección en el ecosistema oral.
D) Estado de inflamación en el ecosistema oral.

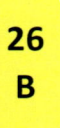

26 B

B) Bacterias propias de las vías respiratorias altas como Haemophilus,Corynebacterium y Neisseria, Streptococcus pyogenes y Streptococcus viridans. En el paladar blando aparecen bacterias propias de las vías respiratorias altas como especies de Haemophilus, Corynebacterium y Neisseria, Streptococcus pyogenes y Streptococcus viridans. Estas bacterias forman parte de la flora normal de la boca.

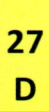

27 D

D) Estreptococos del grupo viridans, especialmente Streptococcus salivarius. Los microorganismos predominantes en el dorso de la lengua son los estreptococos del grupo viridans siendo Streptococcus salivarius la especie aislada con mayor frecuencia. Estos microorganismos forman parte de la flora normal de la lengua.

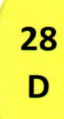

28 D

D) Streptococcus sanguis, seguido de otros estreptococos como Neisseria spp., bacilos gram positivos y formas filamentosas. Streptococcus sanguis es la primera bacteria en colonizar la placa dentaria, seguido de otros estreptococos como Neisseria spp., bacilos gram positivos y formas filamentosas. Una semana más tarde, aparecen anaerobios y espiroquetas.

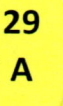

29 A

A) El feto es estéril hasta que rompe la membrana en la que se encuentra. El feto humano es estéril hasta que rompe la membrana en la que se encuentra. Durante el nacimiento, el bebé es expuesto a la flora normal del tracto genital de la madre y a las bacterias del ambiente, iniciando así la colonización microbiana.

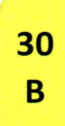

30 B

B) Estado de equilibrio en el ecosistema oral. La eubiosis es el estado de equilibrio en el ecosistema oral, donde las relaciones entre los microorganismos y el huésped están en armonía. Cuando las relaciones están alteradas, se llama disbiosis, que corresponde a una boca enferma, eubiosis cuando nuestra microbiota intestinal se encuentra "normal" o "equilibrada". Es decir, cuando su estado nos permite beneficiarnos de sus efectos sobre nuestra salud, la cantidad de cepas protectoras superan por mucho a las perjudiciales asegurando un funcionamiento óptimo.

31

¿Qué es la película adquirida en los ecosistemas orales?

A) Capa de saliva que recubre los dientes.
B) Capa de microorganismos que causan caries.
C) Capa de células epiteliales muertas en la boca.
D) Capa amorfa formada por la adsorción selectiva de proteínas y glucoproteínas salivales a la superficie dentaria.

32

¿Qué es la placa dental en los ecosistemas orales?

A) Estructura firmemente adherida al diente, formada por muchos microorganismos estrechamente agrupados.
B) Estructura de células epiteliales muertas en la boca.
C) Estructura de saliva que recubre los dientes.
D) Estructura de proteínas y glucoproteínas salivales.

33

¿Qué microorganismos predominan en la superficie dentaria?

A) Bacterias gram negativas y hongos.
B) Virus y protozoos.
C) Streptococcus mitis, Streptococcus sanguis, Streptococcus oralis. Actinomyces spp., Streptococcus gordonii.
D) Lactobacilus acidofilus principalmente.

34

¿Qué microorganismos predominan en el surco gingival en condiciones de enfermedad?

A) Porphyromonas spp., Fusobacterium spp., Prevotella spp., Veillonella spp., Treponemas.
B) Bacterias gram negativas y hongos.
C) Virus y protozoos.
D) Streptococcus sanguis, Streptococcus mitis, Streptococcus gordonii y Actinomyces spp.

35

¿Qué microorganismos predominan en la saliva?

A) Streptococcus mitis, Streptococcus sanguis, Streptococcus oralis, Streptococcus salivarius, Veillonella spp., Actinomyces spp.
B) Bacterias gram negativas y hongos.
C) Virus y protozoos.
D) Ninguna es verdadera.

215

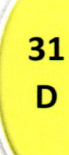

31 D

D) Capa amorfa formada por la adsorción selectiva de proteínas y glucoproteínas salivales a la superficie dentaria. La película adquirida es una capa amorfa formada por la adsorción selectiva de proteínas y glucoproteínas salivales a la superficie dentaria. Esta capa sirve como base para la colonización de bacterias.

32 A

A) Estructura firmemente adherida al diente, formada por muchos microorganismos estrechamente agrupados. La placa dental es una estructura firmemente adherida al diente, formada por muchos microorganismos estrechamente agrupados, rodeados y entremezclados con materiales extracelulares abióticos de origen bacteriano, salival y dietético.

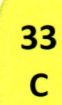

33 C

C) Streptococcus mitis, Streptococcus sanguis, Streptococcus oralis, Actinomyces spp., Streptococcus gordonii. Estos microorganismos forman parte de la flora normal de los dientes y contribuyen a la formación de la placa dental. La placa dental es una estructura firmemente adherida al diente, formada por muchos microorganismos estrechamente agrupados, rodeados y entremezclados con materiales extracelulares abióticos de origen bacteriano, salival y dietético. La presencia de estos microorganismos es esencial para el equilibrio del ecosistema oral, su acumulación excesiva puede llevar a una disbiosis que puede dar lugar a la formación de caries y enfermedades periodontales.

34 A

A) Porphyromonas spp., Fusobacterium spp., Prevotella spp., Veillonella spp., Treponemas. Estos microorganismos están asociados con la enfermedad periodontal, una condición inflamatoria que afecta las encías y el hueso que sostiene los dientes. La enfermedad periodontal puede llevar a la destrucción del tejido gingival y del hueso alveolar, resultando en la pérdida de dientes si no se trata adecuadamente. La presencia de estos microorganismos patógenos en el surco gingival es un indicador de disbiosis y de un ecosistema oral desequilibrado.

35 A

A) Streptococcus mitis, Streptococcus sanguis, Streptococcus oralis, Streptococcus salivarius, Veillonella spp., Actinomyces spp. Estos microorganismos forman parte de la flora normal de la saliva y contribuyen a la salud oral. La saliva juega un papel crucial en la limpieza y protección de la cavidad oral, ayudando a eliminar restos de alimentos y microorganismos. Además, contiene enzimas y proteínas que inhiben el crecimiento de patógenos y promueven la salud bucal. La microbiota salival es dinámica y puede variar según factores como la dieta, la higiene oral y el estado de salud general.

36

¿Qué es la disbiosis en el contexto de los ecosistemas orales?

A) Estado de desequilibrio en el ecosistema oral.
B) Estado de equilibrio en el ecosistema oral.
C) Estado de infección en el ecosistema oral.
D) Estado de inflamación en el ecosistema oral.

37

¿Qué es la especificidad en los ecosistemas orales?

A) La presencia de un solo tipo de microorganismo en la boca.
B) La ausencia de microorganismos en la boca.
C) La preferencia de ciertos microorganismos por determinadas zonas de la boca.
D) La presencia constante de los mismos microorganismos en todos los individuos.

38

¿Qué es la sucesión microbiana en la cavidad oral?

A) La sustitución de unos microorganismos por otros en respuesta a modificaciones que afectan el lugar que habitan.
B) La presencia constante de los mismos microorganismos en la boca.
C) La ausencia de microorganismos en la boca.
D) La proliferación de un solo tipo de microorganismo en la boca.

39

¿Qué es un biofilm cariogénico y cómo afecta a la salud dental?

A) Una capa amorfa de proteínas y glucoproteínas salivales que protege los dientes.
B) Una masa de microorganismos que metaboliza azúcares de la dieta, produce ácidos orgánicos y desmineraliza la superficie dental, favoreciendo la caries.
C) Una estructura de células epiteliales muertas en la boca.
D) Una capa de saliva que recubre los dientes.

40

¿Cuál de las siguientes relaciones entre microorganismos y el ser humano se caracteriza por ser beneficiosa para ambos?

A) Parasitismo.
B) Comensalismo.
C) Mutualismo.
D) Saprofitismo.

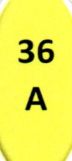

36
A

A) Estado de desequilibrio en el ecosistema oral. La disbiosis es el estado de desequilibrio en el ecosistema oral, donde las relaciones entre los microorganismos y el huésped están alteradas. Este estado corresponde a una boca enferma y puede llevar a problemas como caries y enfermedad periodontal. La disbiosis puede ser causada por factores como la mala higiene oral, el uso de antibióticos, cambios en la dieta y el estrés. En contraste, la eubiosis es el estado de equilibrio en el ecosistema oral, donde las relaciones entre los microorganismos y el huésped están en armonía, contribuyendo a la salud bucal.

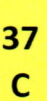

37
C

C) La preferencia de ciertos microorganismos por determinadas zonas de la boca. La especificidad en los ecosistemas orales se refiere a la preferencia de ciertos microorganismos por determinadas zonas de la boca. Por ejemplo, Streptococcus mutans y Streptococcus sanguis prefieren la corona dentaria, mientras que Streptococcus salivarius se encuentra predominantemente en el dorso de la lengua. Esta especificidad se debe a las características únicas de cada nicho en la cavidad oral.

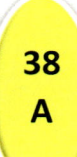

38
A

A) La sustitución de unos microorganismos por otros en respuesta a modificaciones que afectan el lugar que habitan. La sucesión microbiana en la cavidad oral es la sustitución de unos microorganismos por otros en respuesta a modificaciones que afectan el lugar que habitan. Este proceso puede ser alogénico, debido a factores no microbianos como cambios en el hábitat, o autogénico, debido a factores microbianos donde los microorganismos residentes modifican el ambiente y son reemplazados por otros más adaptados. La sucesión microbiana es un proceso dinámico que contribuye al equilibrio del ecosistema oral y a la prevención de infecciones.

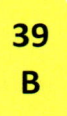

39
B

B) Una masa de microorganismos que metaboliza azúcares de la dieta, produce ácidos orgánicos y desmineraliza la superficie dental, favoreciendo la caries. Un biofilm cariogénico es una masa de microorganismos que se adhiere a la superficie dental y metaboliza los azúcares de la dieta para producir ácidos orgánicos. Estos ácidos desmineralizan la superficie dental, favoreciendo la formación de caries. La presencia de un biofilm cariogénico indica un desequilibrio en la microbiota oral, donde las bacterias cariogénicas predominan y afectan negativamente la salud dental.

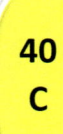

40
C

C) Mutualismo. El mutualismo (también llamado sinergismo o sinérgicas) es una relación en la que **tanto el microorganismo como el ser humano se benefician**. Un ejemplo claro son las bacterias intestinales que **sintetizan vitaminas útiles** para el cuerpo humano, mientras ellas obtienen un ambiente adecuado para vivir.

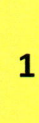

¿Qué caracteriza a la flora oral normal?

A) Causa enfermedades en el huésped.
B) Convive con el huésped sin causarle enfermedad.
C) Está compuesta únicamente por microorganismos anaeróbicos.
D) Solo se encuentra en la superficie lingual.

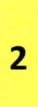

¿Cómo cambia la microflora oral después de la erupción dentaria?

A) Se vuelve exclusivamente aeróbica.
B) Se vuelve exclusivamente anaeróbica.
C) Se convierte en una microflora mixta, aeróbica y anaeróbica.
D) Desaparece completamente.

¿Qué efecto tiene una buena higiene oral en la microflora?

A) Aumenta la cantidad total de microorganismos.
B) Disminuye la cantidad total de microorganismos.
C) No tiene ningún efecto.
D) Aumenta la cantidad de microorganismos anaeróbicos.

¿Qué factor puede aumentar hasta 37 veces los microorganismos proteolíticos en la saliva?

A) La higiene oral.
B) La falta de higiene dental.
C) El flujo salivar.
D) Las lesiones cariosas abiertas.

¿Qué son las biopelículas (biofilms)?

A) Comunidades de microorganismos que crecen de forma aislada.
B) Comunidades de microorganismos unidos entre sí y a una superficie.
C) Microorganismos que solo crecen en ambientes secos.
D) Microorganismos que no producen polímeros extracelulares.

219

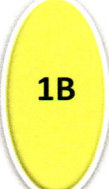

1B

B) Convive con el huésped sin causarle enfermedad. La flora oral normal es el conjunto de microorganismos que habitan en la boca de una persona sana sin causar enfermedades. Estos microorganismos incluyen bacterias, hongos y virus que coexisten en equilibrio con el cuerpo humano. Este equilibrio es crucial para la salud oral, ya que ayuda a prevenir la colonización de patógenos que podrían causar infecciones. La flora oral normal desempeña funciones importantes, como la digestión de alimentos y la protección contra microorganismos dañinos.

2C

C) Se convierte en una microflora mixta, aeróbica y anaeróbica. Antes de la erupción de los dientes, la microflora oral es predominantemente aeróbica, lo que significa que está compuesta principalmente por microorganismos que requieren oxígeno para sobrevivir. Sin embargo, después de la erupción dentaria, la microflora se vuelve mixta, incluyendo tanto microorganismos aeróbicos como anaeróbicos (que no requieren oxígeno). Esto se debe a que los dientes proporcionan nuevas superficies y nichos ecológicos donde los microorganismos anaeróbicos pueden prosperar, especialmente en áreas donde el oxígeno es limitado, como en las bolsas periodontales.

3B

B) Disminuye la cantidad total de microorganismos. Una buena higiene oral, que incluye el cepillado regular de los dientes y el uso de hilo dental, reduce la cantidad total de microorganismos en la boca. Esto se debe a que la higiene oral elimina la placa dental y los restos de alimentos que sirven como nutrientes para los microorganismos. Al reducir la cantidad de placa, se disminuye la proliferación de bacterias, especialmente las anaeróbicas que prosperan en ambientes sin oxígeno. Además, una buena higiene oral ayuda a mantener un equilibrio saludable de la microflora, favoreciendo la presencia de microorganismos beneficiosos que toleran el oxígeno.

4D

D) Las lesiones cariosas abiertas. Los microorganismos proteolíticos son aquellos que descomponen las proteínas. En la saliva de las cavidades bucales con lesiones cariosas abiertas, estos microorganismos pueden aumentar hasta 37 veces. Las caries dentales crean un ambiente propicio para la proliferación de bacterias proteolíticas debido a la descomposición de los tejidos dentales. Estas bacterias contribuyen a la progresión de las caries y a la destrucción del esmalte y la dentina, lo que puede llevar a infecciones más graves si no se trata adecuadamente.

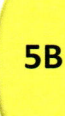

5B

B) Comunidades de microorganismos unidos entre sí y a una superficie. Las biopelículas son comunidades de microorganismos que se adhieren entre sí y a una superficie, formando una estructura tridimensional y dinámica. Estas comunidades están embebidas en una matriz de polímeros extracelulares que los propios microorganismos producen. Las biopelículas proporcionan un entorno protegido para los microorganismos, permitiéndoles resistir mejor a los agentes antimicrobianos y al sistema inmunológico del huésped. En la boca, las biopelículas se forman principalmente sobre las superficies dentales y se conocen como placa dental. La placa dental es una de las principales causas de caries y enfermedades periodontales si no se elimina regularmente mediante una buena higiene oral.

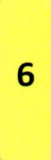

6

¿Qué es la placa dental?

A) Un conjunto de microorganismos que flotan libremente en la saliva.
B) Un tipo de célula epitelial descamativa.
C) Un depósito blando y suelto que se elimina fácilmente con agua.
D) Un conjunto de microorganismos firmemente adheridos entre sí y a una superficie.

7

¿Cuál es la temperatura promedio de la cavidad oral?

A) 30-32°C.
B) 34-36°C.
C) 38-40°C.
D) 28-30°C.

8

¿Qué es la autoclisis en la cavidad oral?

A) El proceso de formación de caries.
B) La producción de saliva.
C) El mecanismo de limpieza natural de la boca.
D) La desmineralización del esmalte dental.

¿Dónde se forma principalmente la placa dentobacteriana?

9

A) En las superficies linguales.
B) En las superficies dentales, surcos y fosas de la cara oclusal, y el surco gingival.
C) En las glándulas salivales.
D) En las células epiteliales descamativas.

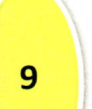

10

¿Qué papel juega la saliva en la cavidad oral?

A) Solo ayuda en la digestión de alimentos.
B) Controla y limita la contaminación bacteriana.
C) No tiene ningún papel significativo.
D) Solo lubrica la boca.

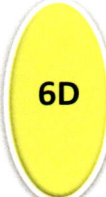

D) Un conjunto de microorganismos firmemente adheridos entre sí y a una superficie. La placa dental es una acumulación de microorganismos que se adhieren firmemente entre sí y a las superficies dentales. Estos microorganismos están embebidos en una matriz extracelular que tiene un triple origen: bacteriano, salival y dietético. La placa dental juega un papel crucial en la etiopatogenia de la caries y la enfermedad periodontal. La matriz extracelular que rodea a los microorganismos proporciona un entorno protegido que facilita su supervivencia y crecimiento. Esta matriz está compuesta por polímeros extracelulares producidos por los propios microorganismos, así como por componentes derivados de la saliva y la dieta. La placa dental se forma principalmente en las superficies dentales, en los surcos y fosas de la cara oclusal, y en el surco gingival. Su acumulación puede llevar a la formación de caries y enfermedades periodontales si no se elimina adecuadamente mediante una buena higiene oral.

B) 34-36°C. La cavidad oral mantiene una temperatura relativamente constante de entre 34 y 36 grados Celsius. Esta temperatura, junto con la humedad y el pH neutro de la mayoría de las superficies orales, crea un ambiente ideal para el crecimiento de una gran variedad de especies microbianas. Este entorno favorece la formación y el desarrollo de la placa bacteriana y otras biopelículas.

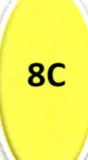

C) El mecanismo de limpieza natural de la boca. La autoclisis se refiere a los mecanismos naturales de limpieza de la cavidad oral, que incluyen la acción de la saliva y el rozamiento de los labios, mejillas y lengua sobre las superficies dentales. Estos mecanismos ayudan a controlar y limitar la contaminación bacteriana en la boca. Sin embargo, algunas áreas dentales, como el margen gingival y las superficies proximales, quedan fuera de esta acción de limpieza, lo que permite la acumulación de placa bacteriana.

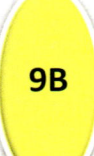

B) En las superficies dentales, surcos y fosas de la cara oclusal, y el surco gingival. La placa dentobacteriana se forma principalmente en las superficies dentales, en los surcos y fosas de la cara oclusal, y en el surco gingival. Estas áreas proporcionan nichos ecológicos donde los microorganismos pueden adherirse y proliferar. La acumulación de placa en estas áreas puede llevar a la formación de caries y enfermedades periodontales si no se elimina adecuadamente mediante una buena higiene oral.

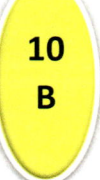

B) Controla y limita la contaminación bacteriana. La saliva desempeña un papel crucial en la cavidad oral al controlar y limitar la contaminación bacteriana. Además de ayudar en la digestión de alimentos y lubricar la boca, la saliva contiene enzimas y proteínas que inhiben el crecimiento de microorganismos patógenos. También ayuda a neutralizar los ácidos producidos por las bacterias en la placa dental, protegiendo así los dientes de la desmineralización y la formación de caries.

11

¿Qué son las adhesinas y los receptores de adhesina?

A) Moléculas que permiten la unión específica entre bacterias y superficies bucales.
B) Moléculas que se encuentran solo en la saliva.
C) Moléculas que solo se encuentran en los dientes.
D) Moléculas que inhiben la formación de placa dental.

12

¿Qué capacidad tienen algunos microorganismos orales que facilita la colonización de la cavidad oral?

A) Producir proteínas extracelulares.
B) Producir polisacáridos extracelulares.
C) Producir lípidos extracelulares.
D) Producir ácidos nucleicos extracelulares.

13

¿Qué fuerzas facilitan la unión entre bacterias y la superficie dental?

A) Fuerzas gravitacionales.
B) Fuerzas nucleares.
C) Fuerzas magnéticas.
D) Fuerzas de Van der Waals.

14

¿Qué función tienen los "canales de agua" en las biopelículas?

A) Facilitan el transporte de nutrientes, metabolitos y señales químicas.
B) Permiten la eliminación de desechos.
C) Inhiben la comunicación célula a célula.
D) Reducen la resistencia a los agentes antimicrobianos.

15

¿Qué enfermedades infecciosas se han relacionado con las biopelículas en el ser humano?

A) Enfermedades periodontales.
B) Infecciones respiratorias.
C) Endocarditis.
D) Todas son verdaderas.

223

11 A

A) Moléculas que permiten la unión específica entre bacterias y superficies bucales. Las adhesinas son moléculas presentes en la superficie de las bacterias que permiten su unión específica a los receptores de adhesina, que se encuentran en los dientes o en los tejidos bucales. Esta unión específica es crucial para la colonización de la cavidad oral por parte de las bacterias y está mediada por factores ambientales, nutricionales y de pH.

12 B

B) Producir polisacáridos extracelulares. Algunos microorganismos orales tienen la capacidad de producir polisacáridos extracelulares, que son esenciales para la formación de biopelículas. Estos polisacáridos pueden unirse a la superficie dental y a las bacterias, facilitando la adhesión y la colonización de la cavidad oral a través de las fuerzas de Van der Waals.

13 D

D) Fuerzas de Van der Waals. Las fuerzas de Van der Waals son interacciones débiles que facilitan la unión entre las bacterias y la superficie dental. Estas fuerzas, junto con la producción de polisacáridos extracelulares, permiten que las bacterias se adhieran firmemente a los dientes, contribuyendo a la formación y estabilidad de la placa dental.

14 A

A) Facilitan el transporte de nutrientes, metabolitos y señales químicas. Los "canales de agua" en las biopelículas permiten el transporte de nutrientes, metabolitos y señales químicas. Estos canales son esenciales para la distribución de recursos y la eliminación de desechos dentro de la biopelícula, asegurando que todas las células reciban los nutrientes necesarios y puedan comunicarse eficazmente.

15 D

D) Todas son verdaderas. Las biopelículas se han relacionado con varias enfermedades infecciosas en el ser humano, incluyendo endocarditis, fibrosis quística y procesos infecciosos sobre materiales artificiales como catéteres, sondas, prótesis y lentes de contacto. La capacidad de las biopelículas para adherirse a superficies y resistir los agentes antimicrobianos las convierte en un factor importante en la patogénesis de estas infecciones.

16

¿Qué componentes inorgánicos predominan en la placa bacteriana?

A) Calcio.
B) Fosfatos.
C) Magnesio.
D) Todas son verdaderas.

17

¿Qué tipo de bacterias se observan de color violeta en una preparación de Gram?

A) Bacterias gram negativas.
B) Bacterias gram positivas.
C) Bacterias acidófilas.
D) Bacterias alcalógenas.

¿Qué tipo de placa bacteriana se asocia con la caries dental?

18

A) Placa alcalógena-periodontopática.
B) Placa acidógena-cariogénica.
C) Placa neutrógena.
D) Placa lipogénica.

19

¿Qué características hacen que la placa bacteriana sea más cariogénica?

A) Alta capacidad de adherencia, alta acidogenicidad, alta acidofilia y capacidad de síntesis de polisacáridos intracelulares.
B) Alta capacidad de adherencia, alta acidogenicidad, alta acidofilia y falta de síntesis de polisacáridos intracelulares.
C) Solo alta capacidad de adherencia.
D) Solo alta acidogenicidad.

¿Qué pH es crítico para la producción de caries dental?

20

A) 6,5 - 7,0.
B) 5,2 - 5,5.
C) 4,0 - 4,5.
D) 7,5 - 8,0.

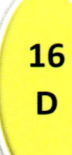

16
D

D) Todas son verdaderas. Los componentes inorgánicos de la placa bacteriana constituyen aproximadamente el 5-10% en peso de la placa. Predominan los iones de calcio y fosfatos, que pueden estar en forma ionizada o cristalizada y provienen de la saliva y el esmalte dental. Además, ciertos oligoelementos como el magnesio, cobre, plata, hierro y estaño contribuyen al metabolismo bacteriano. El flúor también está presente y su concentración depende del consumo de fluoruros, especialmente a través del agua de bebida.

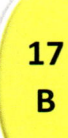

17
B

B) Bacterias gram positivas. Las bacterias gram positivas se observan de color violeta en una preparación de Gram porque conservan el color inicial de la tinción. Esto se debe a la estructura de su pared celular, que retiene el colorante cristal violeta durante el proceso de tinción.

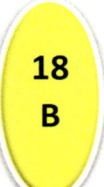

18
B

B) Placa acidógena-cariogénica. La placa acidógena-cariogénica se asocia con la caries dental. Este tipo de placa se caracteriza por la producción de ácidos a partir de los hidratos de carbono de la dieta, lo que lleva a una disminución del pH en la zona profunda de la placa. Un pH bajo, especialmente por debajo de 5,2-5,5, provoca la desmineralización del esmalte dental y la formación de caries.

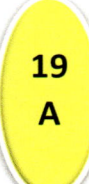

19
A

A) Alta capacidad de adherencia, alta acidogenicidad, alta acidofilia y capacidad de síntesis de polisacáridos intracelulares. La placa bacteriana es más cariogénica cuando las bacterias que la componen tienen una alta capacidad de adherencia a la placa, alta acidogenicidad (capacidad de producir ácidos a partir de los hidratos de carbono de la dieta), alta acidofilia (capacidad de adaptarse y tolerar bien el medio ácido) y capacidad de síntesis y utilización de polisacáridos intracelulares de reserva para producir ácido en ausencia de sustratos de la dieta. Estas características permiten a las bacterias cariogénicas, como los estreptococos mutans y los lactobacillus, sobrevivir y prosperar en ambientes ácidos, contribuyendo a la formación de caries.

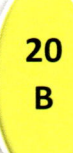

20
B

B) 5,2 - 5,5. El pH crítico para la producción de caries dental es entre 5,2 y 5,5. Cuando el pH de la placa dental cae por debajo de este rango debido a la producción de ácidos por las bacterias, la hidroxiapatita del esmalte dental comienza a disolverse, lo que lleva a la desmineralización y formación de caries.

21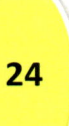

¿Qué características tienen las bacterias acidúricas?

A) Alta capacidad de adherencia y baja acidogenicidad.
B) Alta acidofilia y capacidad de sobrevivir en medios de bajo pH.
C) Baja capacidad de adherencia y alta acidogenicidad.
D) Alta resistencia a los agentes antimicrobianos.

22

¿Qué demuestra la implicación de los lactobacillus en la cariogenicidad de la placa bacteriana?

A) Que los lactobacillus no tienen ningún papel en la formación de caries.
B) Que los lactobacillus son capaces de reducir el pH y contribuir a la desmineralización del esmalte dental.
C) Que los lactobacillus solo afectan a las enfermedades periodontales.
D) Que los lactobacillus no pueden sobrevivir en medios ácidos.

23

¿Qué ocurre con el pH de la placa bacteriana tras la ingesta de azúcares?

A) Aumenta rápidamente.
B) Disminuye lentamente y se mantiene bajo.
C) Permanece constante.
D) Disminuye rápidamente y luego se eleva hasta alcanzar el valor de reposo en 30-60 minutos.

24

¿Qué características tienen los estreptococos del grupo mutans que los hacen cariógenos?

A) Alta capacidad de adherencia, alta acidogenicidad, alta acidofilia y capacidad de síntesis de polisacáridos intracelulares.
B) Baja capacidad de adherencia, baja acidogenicidad, baja acidofilia y falta de síntesis de polisacáridos intracelulares.
C) Solo alta capacidad de adherencia.
D) Solo alta acidogenicidad.

25

Señala la correcta:

A) Streptococcus mutans: Es acidógeno.
B) Streptococcus mutans: Es acidófilo.
C) Streptococcus mutans: Es acidúrico.
D) Todas son correctas.

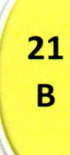

**21
B**

B) Alta acidofilia y capacidad de sobrevivir en medios de bajo pH. Las bacterias acidúricas tienen una alta acidofilia, lo que significa que pueden adaptarse y tolerar bien los medios ácidos. Estas bacterias, como los lactobacilos y los estreptococos mutans, son capaces de sobrevivir en ambientes con pH bajo, lo que les permite prosperar en la placa dental cariogénica y contribuir a la formación de caries.

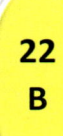

**22
B**

B) Que los lactobacillus son capaces de reducir el pH y contribuir a la desmineralización del esmalte dental. La implicación de los lactobacillus en la cariogenicidad de la placa bacteriana demuestra que estos microorganismos son capaces de reducir el pH en la placa dental, contribuyendo a la desmineralización del esmalte dental y la formación de caries. Los lactobacillus son acidogénicos y acidúricos, lo que les permite prosperar en ambientes ácidos y producir ácidos que desmineralizan los tejidos duros del diente.

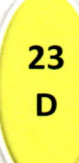

**23
D**

D) Disminuye rápidamente y luego se eleva hasta alcanzar el valor de reposo en 30-60 minutos. Tras la ingesta de azúcares, el pH de la placa bacteriana disminuye rápidamente debido a la producción de ácidos por las bacterias que fermentan los hidratos de carbono. Este pH bajo es crítico para la desmineralización del esmalte dental. Posteriormente, el pH se eleva gradualmente hasta alcanzar el valor de reposo en un período de 30 a 60 minutos, a medida que los ácidos son neutralizados y eliminados.

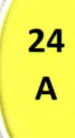

**24
A**

A) Alta capacidad de adherencia, alta acidogenicidad, alta acidofilia y capacidad de síntesis de polisacáridos intracelulares. Los estreptococos del grupo mutans son cariógenos debido a su alta capacidad de adherencia a la placa dental, alta acidogenicidad (capacidad de producir ácidos a partir de los hidratos de carbono de la dieta), alta acidofilia (capacidad de adaptarse y tolerar bien el medio ácido) y capacidad de síntesis y utilización de polisacáridos intracelulares de reserva para producir ácido en ausencia de sustratos de la dieta.

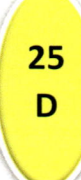

**25
D**

D) Todas son correctas. Streptococcus mutans: Presenta diversos mecanismos que le permiten la adhesión a superficies lisas del diente. Produce diversas enzimas para metabolizar los polisacáridos exógenos. Es acidógeno: tiene la capacidad de convertir los azúcares en ácidos. Es acidófilo: tiene la capacidad de crecer a pH bajo. Es acidúrico: tiene la capacidad de seguir produciendo ácidos a pH bajo. Es el microorganismo que logra más rápido un descenso de pH.

26

¿Qué propiedades deben tener los microorganismos periodontopatógenos para colonizar el área subgingival?

A) Solo adhesión a las superficies disponibles.
B) Solo multiplicación.
C) Adhesión a las superficies disponibles, multiplicación, competencia con otras especies y evasión de las defensas del huésped.
D) Ninguna de las anteriores.

27

¿Qué es la película adquirida (PA) y cuál es su función principal?

A) Una capa amorfa acelular que protege el esmalte dental y facilita la adhesión de la placa dental.
B) Una capa de bacterias que se forma sobre los dientes después de comer.
C) Una capa de saliva que se forma durante la noche.
D) Una capa de ácido que descompone los alimentos en la boca.

28

¿En qué periodo de tiempo se establece la adhesión reversible de las bacterias a la película adquirida?

A) Entre las 0 y las 4 horas de la formación de la PA.
B) Entre las 4 y las 8 horas de la formación de la PA.
C) Entre las 8 y las 12 horas de la formación de la PA.
D) Entre las 12 y las 24 horas de la formación de la PA.

29

¿Qué procesos predominan durante la colonización secundaria y terciaria de la placa dental?

A) Adhesión y eliminación de bacterias.
B) Multiplicación activa por agregación y coagregación.
C) Formación de esporas y cápsulas protectoras.
D) Movimiento mediante flagelos y pili.

30

¿Cuánto tiempo puede durar la etapa de colonización secundaria y terciaria de la placa dental?

A) Entre 0 y 4 horas.
B) Entre 4 y 24 horas.
C) Entre 1 y 14 días.
D) Entre 14 y 28 días.

26
C

C) Adhesión a las superficies disponibles, multiplicación, competencia con otras especies y evasión de las defensas del huésped. Para colonizar el área subgingival, los microorganismos periodontopatógenos deben tener la capacidad de adherirse a las superficies disponibles mediante adhesinas, multiplicarse, competir con éxito con otras especies por el mismo hábitat y evadir las defensas del huésped. Estas defensas incluyen el flujo de saliva, el fluido crevicular, las fuerzas de la masticación, anticuerpos específicos, glicoproteínas salivales, mucinas, proteínas ricas en prolina, descamación de células epiteliales, leucocitos polimorfonucleares (PMN), linfocitos, macrófagos y el uso de agentes antibacterianos.

27
A

A) Una capa amorfa acelular que protege el esmalte dental y facilita la adhesión de la placa dental. La película adquirida (PA) es una capa amorfa y acelular de menos de 1 mm de espesor que se forma sobre la superficie de los dientes poco después de realizar una higiene dental a fondo. Esta capa se forma cuando la saliva baña el esmalte dental, creando una capa de hidratación compuesta por iones de calcio y fosfato. Sobre esta capa se adsorben proteínas y glucoproteínas salivales, como a-amilasa, lisozima, IgA e IgG, mucinas (especialmente MG1), histatinas, estaterinas y cistatinas. La PA reduce el desgaste dental y dificulta la difusión de los ácidos producidos por la fermentación de los glúcidos, pero también sirve como medio de anclaje para la placa dental, permitiendo la adhesión de microorganismos.

28
A

A) Entre las 0 y las 4 horas de la formación de la PA. La adhesión reversible de las bacterias a la película adquirida se establece en un periodo de tiempo relativamente corto, entre las 0 y las 4 horas de la formación de la PA. Durante este tiempo, las bacterias vencen las fuerzas de repulsión debido a las cargas electronegativas de ambas superficies y se adhieren a la PA mediante uniones débiles, como enlaces de hidrógeno y fuerzas de Van der Waals. Esta adhesión inicial es reversible, lo que significa que las bacterias pueden desprenderse fácilmente si las condiciones cambian.

29
B

B) Multiplicación activa por agregación y coagregación. Durante la colonización secundaria y terciaria de la placa dental, lo que predomina es la multiplicación activa de las bacterias. Este proceso se lleva a cabo mediante agregación, donde las bacterias se unen a otras taxonómicamente relacionadas, y coagregación, donde las bacterias se fijan a otras con las que no están relacionadas taxonómicamente. Aunque la adhesión bacteriana a la superficie puede continuar, la multiplicación activa es el proceso principal en esta etapa.

30
C

C) Entre 1 y 14 días. La etapa de colonización secundaria y terciaria de la placa dental puede durar entre 1 y 14 días. Durante este periodo, la placa dental aumenta en espesor y el potencial de oxidorreducción disminuye en las zonas más profundas, lo que favorece la sustitución de bacterias aerobias por anaerobias y anaerobias facultativas.

31

¿Cuándo se puede establecer la placa madura y cuál es su composición básica?

A) Después de 1 día; compuesta por ácidos y enzimas digestivas.
B) Después de 1 semana; compuesta por minerales y células epiteliales.
C) Después de 2 semanas; compuesta por compuestos orgánicos, agua, hidratos de carbono, proteínas, glucoproteínas y algunos lípidos.
D) Después de 1 mes; compuesta por bacterias y hongos.

32

¿Dónde se localiza la placa supragingival y cuáles son sus características?

A) En el surco gingival o en las bolsas periodontales; es difícil de detectar.
B) En las zonas de estancamiento con el margen gingival; puede observarse como una capa blanquecina o amarillenta.
C) En los espacios interproximales; es invisible a simple vista.
D) En las fosas y fisuras de las caras oclusales; es muy resistente a la limpieza.

33

¿Qué diferencia a la placa subgingival de la placa supragingival y en qué situaciones pueden unificarse ambos tipos de placa?

A) Placa subgingival se encuentra en fosas y fisuras; se unifican en presencia de caries.
B) Placa subgingival se localiza en el surco gingival o en las bolsas periodontales; se unifican en casos de recesión gingival o hiperplasia gingival.
C) Placa subgingival se encuentra en espacios interproximales; se unifican durante la masticación.
D) Placa subgingival se localiza en las superficies radiculares; se unifican en presencia de sarro.

34

¿Dónde se localiza la placa proximal y por qué es difícil determinar su composición exacta?

A) En superficies radiculares; debido a la presencia de sarro.
B) En fosas y fisuras de las caras oclusales; debido a la contaminación con saliva.
C) En espacios interproximales; debido a la dificultad de tomar muestras sin contaminación.
D) En el surco gingival; debido a la presencia de bacterias anaerobias.

35

¿Qué características tiene la placa radicular y en qué situaciones se observa?

A) Similar a la subgingival; se observa cuando las superficies radiculares quedan expuestas al ambiente oral.
B) Similar a la supragingival; se observa en presencia de caries.
C) Muy resistente a la limpieza; se observa en las fosas y fisuras.
D) Invisible a simple vista; se observa en los espacios interproximales.

31
C

C) Después de 2 semanas; compuesta por compuestos orgánicos, agua, hidratos de carbono, proteínas, glucoproteínas y algunos lípidos. La placa madura puede establecerse después de aproximadamente 2 semanas. Está constituida por compuestos orgánicos, agua, hidratos de carbono, proteínas, glucoproteínas y algunos lípidos. En esta etapa, la cantidad de oxígeno y nutrientes disminuye, y se pueden observar espacios vacíos debido a la autolisis de algunas bacterias.

32
B

B) En las zonas de estancamiento con el margen gingival; puede observarse como una capa blanquecina o amarillenta. La placa supragingival se localiza en las zonas de estancamiento con el margen gingival, tanto en las caras bucal, palatina o lingual de los dientes. Esta placa puede observarse como una capa blanquecina o amarillenta y es la más común de todos los tipos de placa dental. Se forma en áreas donde la limpieza es menos efectiva, permitiendo la acumulación de bacterias y restos alimenticios.

33
B

B) La placa subgingival se localiza en el surco gingival o en las bolsas periodontales; se unifican en casos de recesión gingival o hiperplasia gingival. Se forma en el curso de afecciones periodontales. La diferenciación entre placa supragingival y subgingival es adecuada si hay un límite claro entre ellas, marcado por el margen gingival. Sin embargo, en situaciones como la recesión gingival o la hiperplasia gingival, ambos tipos de placa pueden unificarse, ya que el margen gingival se desplaza, eliminando la separación fisiológica.

34
C

C) En los espacios interproximales; debido a la dificultad de tomar muestras sin contaminación. La placa proximal se localiza en los espacios interproximales, que son zonas de retención entre los dientes. Determinar la composición exacta de esta placa es difícil debido a la posibilidad de contaminación con las zonas vecinas o con la propia saliva durante la toma de muestras. Esta dificultad impide obtener una muestra pura de la placa proximal para su análisis.

35
A

A) Similar a la placa subgingival; se observa cuando las superficies radiculares quedan expuestas al ambiente oral. La placa radicular aparece cuando las superficies radiculares quedan expuestas al ambiente oral, generalmente debido a una patología previa que deja al descubierto las raíces. Sus características pueden parecerse a las de la placa subgingival en algunos casos, o a las de la placa supragingival en otros. Algunos autores no aceptan su existencia debido a la variabilidad en sus características.

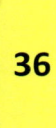

36

¿Cuál es la composición microbiológica de la placa supragingival madura en términos de tipos de bacterias?

A) Cocos G+, Cocos G-, Bacilos G+, Bacilos G-, Espiroquetas, Otros gérmenes.
B) Solo Cocos G+ y Bacilos G+.
C) Solo Bacilos G- y Espiroquetas.
D) Solo Cocos G- y Bacilos G-.

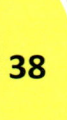

37

¿Qué bacterias se pueden encontrar en las placas cariógenas?

A) Streptococcus mutans, Streptococcus sobrinus y Lactobacillus.
B) Streptococcus sanguis, Streptococcus mitis y Actinomyces viscosus.
C) Veillonella, Neisseria y Haemophilus.
D) Mycoplasma y hongos del tipo Candida.

38

¿Qué tipo de placa dental se localiza en el surco gingival o en las bolsas periodontales y cómo se forma?

A) Placa supragingival; se forma en las zonas de estancamiento con el margen gingival.
B) Placa subgingival; se forma en el curso de afecciones periodontales.
C) Placa proximal; se forma en los espacios interproximales.
D) Placa de fosas y fisuras; se forma en las fosas y fisuras de las caras oclusales.

39

¿Cuáles son las etapas de formación de la placa supragingival?

A) Formación de la película adquirida, colonización por bacterias, formación de tártaro.
B) Formación de esporas, adhesión reversible, producción de ácidos.
C) Movimiento mediante flagelos, formación de cápsulas protectoras, respiración anaerobia.
D) Producción de toxinas, descomposición de alimentos, absorción de nutrientes.

40

¿Qué características del pH del surco gingival influyen en la composición de la placa subgingival?

A) Es más ácido que la saliva; tiene un bajo contenido en sales.
B) Es más alcalino que la saliva; tiene un elevado contenido en sales y un bajo potencial de oxidorreducción.
C) Es neutro; tiene un alto contenido en proteínas.
D) Es más ácido que la saliva; tiene un alto contenido en lípidos.

36 A

A) Cocos G+, Cocos G-, Bacilos G+, Bacilos G-, Espiroquetas, Otros gérmenes. La composición microbiológica de la placa supragingival madura incluye varios tipos de bacterias: Cocos Gram-positivos (37%), como Streptococcus sanguis, Streptococcus mitis, Streptococcus gordonii, Streptococcus crista y Streptococcus oralis; Cocos Gram-negativos (14%), como Veillonella y Neisseria; Bacilos Gram-positivos (40%), como Actinomyces viscosus, Actinomyces naeslundii, Actinomyces odontolyticus, Corynebacterium matruchotii y Rothia dentocariosa; Bacilos Gram-negativos (6%), como Haemophilus; Espiroquetas (1%), que se localizan cerca del margen gingival; y otros gérmenes (menos del 0.05%), como Mycoplasma y hongos del tipo Candida.

37 A

A) Streptococcus mutans, Streptococcus sobrinus y Lactobacillus. En las placas cariógenas, que son responsables de la formación de caries, se pueden encontrar bacterias como Streptococcus mutans, Streptococcus sobrinus y Lactobacillus. Estas bacterias son conocidas por su capacidad de producir ácidos a partir de los carbohidratos, lo que contribuye a la desmineralización del esmalte dental y la formación de caries.

38 B

B) Placa subgingival; se forma en el curso de afecciones periodontales. La placa subgingival se localiza en el surco gingival o en las bolsas periodontales. Se forma en el curso de afecciones periodontales, donde las bacterias se acumulan debajo del margen gingival, en áreas menos accesibles para la limpieza dental. Esta placa puede contribuir a la inflamación y destrucción de los tejidos periodontales.

39 A

A) Formación de la película adquirida, colonización por bacterias, formación de tártaro. La formación de la placa supragingival se produce en diferentes etapas que comienzan con la formación de la película adquirida, seguida de la colonización por parte de las bacterias y, finalmente, la formación de tártaro. Estas etapas reflejan el proceso de acumulación y desarrollo de la placa dental en la superficie de los dientes.

40 B

B) Es más alcalino que la saliva; tiene un elevado contenido en sales y un bajo potencial de oxidorreducción. El pH del surco gingival es más alcalino (aproximadamente 8.2) en comparación con el pH de la saliva (alrededor de 6.5). Además, el surco gingival tiene un elevado contenido en sales procedentes del exudado del líquido gingival y un bajo potencial de oxidorreducción. Estas características crean un ambiente favorable para la colonización de bacterias específicas en la placa subgingival.

41

¿Qué microorganismos predominan en la placa subgingival adherida al diente en casos de enfermedad periodontal?

A) Streptococcus mutans, Lactobacillus spp., Candida albicans.
B) Streptococcus mitis, Streptococcus sanguis, Actinomyces viscosus, Rothia dentocariosa.
C) Escherichia coli, Salmonella spp., Shigella spp.
D) Mycoplasma spp., Aspergillus spp., Penicillium spp.

42

¿Qué microorganismos predominan en la placa proximal y cómo varían en presencia de caries?

A) Streptococcus mutans y Lactobacillus spp.; no varían en presencia de caries.
B) Mycoplasma spp. y Aspergillus spp.; en presencia de caries, predominan Candida albicans.
C) Escherichia coli y Salmonella spp.; no varían en presencia de caries.
D) Actinomyces spp., Streptococcus sanguis, Actinomyces israelii, Veillonella; en presencia de caries, predominan Streptococcus mutans y Lactobacillus spp.

43

¿Qué microorganismos predominan en la placa radicular en ausencia de caries?

A) Streptococcus mutans y Lactobacillus spp.
B) Streptococcus sanguis y Actinomyces spp.
C) Escherichia coli y Salmonella spp.
D) Mycoplasma spp. y Aspergillus spp.

44

¿Qué colores indican las diferentes etapas de la placa bacteriana al usar el gel revelador de placa de 3 tonos (GC Tri Plaque ID Gel)?

A) Verde: placa reciente; Amarillo: placa madura; Rojo: placa ácida.
B) Rosa o rojo: placa reciente; Azul o morado: placa madura; Azul claro: placa madura y que produce una fuerte acidez.
C) Blanco: placa reciente; Negro: placa madura; Gris: placa ácida.
D) Naranja: placa reciente; Púrpura: placa madura; Marrón: placa ácida.

45

¿Qué es la eritrosina y cómo se utiliza para revelar la placa bacteriana?

A) Un tipo de pasta dental; se aplica con un cepillo.
B) Un gel; se aplica con un pincel.
C) Un enjuague bucal; se usa para enjuagar la boca.
D) Un colorante; se introduce en la boca y se mastica hasta disolverla.

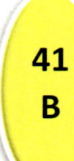

B) Streptococcus mitis, Streptococcus sanguis, Actinomyces viscosus, Rothia dentocariosa. En casos de enfermedad periodontal, la placa subgingival adherida al diente tiene una composición similar a la de la placa supragingival, con predominio de microorganismos Gram-positivos. Entre estos microorganismos se encuentran Streptococcus mitis, Streptococcus sanguis, Streptococcus gordonii, Streptococcus oralis, Actinomyces viscosus, Rothia dentocariosa y Corynebacterium matruchotii. En la parte superior de la placa subgingival adherida al diente, también se pueden encontrar microorganismos anaerobios facultativos y estrictos.

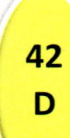

D) Actinomyces spp., Streptococcus sanguis, Actinomyces israelii, Veillonella; en presencia de caries, predominan Streptococcus mutans y Lactobacillus spp. En la placa proximal, los microorganismos predominantes suelen ser Actinomyces spp., Streptococcus sanguis, Actinomyces israelii y Veillonella. En menor medida, se encuentran otros microorganismos anaerobios estrictos como Porphyromonas, Fusobacterium y Prevotella. En presencia de caries, las especies detectadas varían, siendo Streptococcus mutans y Lactobacillus spp. los microorganismos más frecuentes.

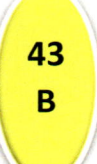

B) Streptococcus sanguis y Actinomyces spp. En ausencia de caries, los microorganismos predominantes en la placa radicular son similares a los de la placa de superficies lisas, destacando Streptococcus sanguis y Actinomyces spp. En menor proporción, se encuentran otros microorganismos como Veillonella y Capnocytophaga

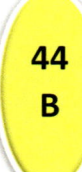

B) Rosa o rojo: placa reciente; Azul o morado: placa madura; Azul claro: placa madura y que produce una fuerte acidez. El gel revelador de placa de 3 tonos (GC Tri Plaque ID Gel) identifica biopelículas nuevas, maduras y ácidas mediante diferentes colores: rosa o rojo indica placa reciente, azul o morado indica placa madura (de al menos 48 horas), y azul claro indica placa madura que produce una fuerte acidez.

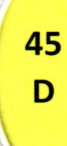

D) Un colorante; se introduce en la boca y se mastica hasta disolverla. La eritrosina es un colorante utilizado para revelar la placa bacteriana. Se introduce la pastilla de eritrosina en la boca y se mastica hasta disolverla. Luego, se enjuaga bien con la saliva producida durante un minuto, asegurándose de que la saliva bañe uniformemente todas las superficies dentarias. Después de uno o dos enjuagues con agua, se procede a la valoración de la placa teñida.

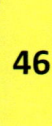

46

¿Cómo influye la concentración de bacterias en la saliva en la formación de la placa dental?

A) No tiene ningún efecto en la formación de la placa dental.
B) Mayor concentración de bacterias en saliva facilita adherencia y formación de placa dental.
C) Menor concentración de bacterias en saliva facilita adherencia y formación de placa dental.
D) Concentración de bacterias en la saliva inhibe la formación de la placa dental.

47

¿Cuál es la principal diferencia entre la saliva glandular y la saliva mixta?

A) La saliva glandular contiene restos alimentarios.
B) La saliva mixta es estéril.
C) La saliva glandular es estéril y la saliva mixta contiene secreciones adicionales y microorganismos.
D) La saliva mixta solo se produce durante la noche.

48

¿Cuál es el volumen medio de saliva presente en la boca en un momento dado?

A) 0,5 ml.
B) 0,75 ml.
C) 1,1 ml.
D) 3 ml.

49

¿Cuál es el papel de la amilasa salival en la digestión?

A) Hidroliza las moléculas de proteínas.
B) Hidroliza las moléculas de almidón.
C) Hidroliza las moléculas de lípidos.
D) No tiene ninguna función en la digestión.

50

¿Cuál es la importancia de la capacidad tampón de la saliva?

A) Mantiene el pH salival dentro de límites normales, previniendo la desmineralización del esmalte y la aparición de caries.
B) Facilita la digestión de proteínas.
C) Aumenta la producción de saliva.
D) Descompone los lípidos en la boca.

46
B

B) Mayor concentración de bacterias en la saliva facilita la adherencia y formación de la placa dental. La concentración de bacterias en la saliva es un factor esencial en la formación de la placa dental. Una mayor concentración de bacterias en la saliva facilita la adherencia de las bacterias a la superficie dental y la formación de la placa. Por ejemplo, para que se inicie la adherencia de Streptococcus mutans, se precisa una concentración en saliva de 10,000 bacterias/ml, mientras que Streptococcus sanguis se adhiere con una concentración salival de solo 1,000 bacterias/ml.

47
C

C) La saliva glandular es estéril y la saliva mixta contiene secreciones adicionales y microorganismos. La saliva glandular es la saliva estéril secretada directamente por las glándulas salivales. Una vez en la boca, esta saliva se mezcla con el líquido gingival, secreciones nasales, de los senos paranasales, de la hipofaringe y de la laringe, restos alimentarios, microorganismos y productos elaborados por ellos, formando la saliva mixta.

48
C

C) 1,1 ml. El volumen medio de saliva presente en la boca en un momento dado es de aproximadamente 1,1 ml. La cantidad total de saliva secretada diariamente puede variar entre 500 y 1.500 ml.

49
B

B) Hidroliza las moléculas de almidón. La amilasa salival, aunque tiene una acción enzimática limitada, hidroliza las moléculas de almidón en la boca, iniciando el proceso de digestión de los carbohidratos. : La amilasa salival es una enzima que se encuentra en la saliva y tiene la función de hidrolizar (descomponer) las moléculas de almidón en azúcares más simples, como la maltosa. Aunque su acción enzimática es limitada debido al corto tiempo que los alimentos permanecen en la boca, inicia el proceso de digestión de los carbohidratos. Este proceso continúa en el intestino delgado con la ayuda de otras enzimas.

55
A

A) Mantiene el pH salival dentro de límites normales, previniendo la desmineralización del esmalte y la aparición de caries. La capacidad tampón de la saliva es crucial para mantener el pH salival dentro de límites normales. Una disminución del pH, como resultado del metabolismo glucídico, favorece la desmineralización del esmalte dental y la aparición de caries. Por otro lado, la alcalinización de la saliva puede contribuir al desarrollo del sarro.

EMBRIOLOGÍA

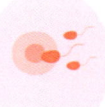

Desarrollo embriológico de los órganos orofaciales

Proceso nasal lateral

Proceso nasal medial

Proceso mandibular

Proceso maxilar

7.a semana

Proceso nasal lateral

Proceso nasal medial

Proceso mandibular

4.a semana

Paladar

Labios

10.a semana

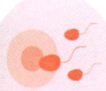

1

¿En qué momento comienza la etapa prenatal de desarrollo?

A) En el momento del nacimiento.
B) En el momento de la concepción o fecundación.
C) En la octava semana de embarazo.
D) En el momento de la implantación del blastocito.

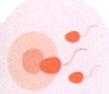

2

¿Cuál es el proceso más importante durante el periodo de división celular?

A) La formación del embrión.
B) La segmentación.
C) La implantación.
D) La formación de la placenta.

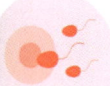

3

¿Qué estructura se forma durante la segmentación y se implanta en la mucosa uterina?

A) El cigoto.
B) La mórula.
C) El blastocito.
D) El trofoblasto.

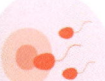

4

¿En qué semanas del desarrollo prenatal se desarrolla el periodo embrionario?

A) De la 1ª a la 2ª semana.
B) De la 2ª a la 8ª semana.
C) De la 8ª a la 38ª semana.
D) De la 3ª a la 12ª semana.

5

¿Qué estructura se considera el esqueleto más primitivo del embrión y será sustituida por la columna vertebral?

A) La notocorda.
B) Las somitas.
C) El tubo neural.
D) El trofoblasto.

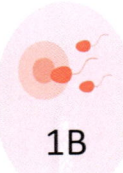

B) En el momento de la concepción o fecundación. La etapa prenatal de desarrollo comienza en el momento de la concepción o fecundación, cuando el óvulo y el espermatozoide se unen para formar el cigoto, que es el inicio del desarrollo de un organismo pluricelular.

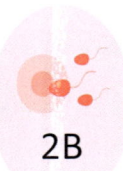

B) La segmentación. Durante las primeras dos semanas, el proceso más importante es la segmentación, que transforma el cigoto en una estructura celular densa llamada mórula y luego en una blástula. Este proceso implica la división celular sin aumento del volumen del citoplasma.

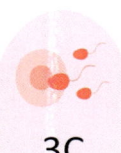

C) El blastocito. Durante la segmentación, el cigoto se transforma en una mórula y luego en un blastocito. El blastocito es la estructura que se implanta en la mucosa uterina, iniciando el proceso de implantación o anidación.

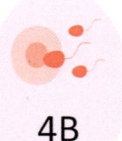

B) De la 2ª a la 8ª semana. El periodo embrionario comprende desde la 2ª hasta la 8ª semana del desarrollo prenatal. Durante este tiempo, se desarrollan la mayoría de los órganos del cuerpo. Este es el periodo más crítico y vulnerable para la aparición de defectos congénitos, ya que cualquier factor adverso puede afectar significativamente el desarrollo del embrión.

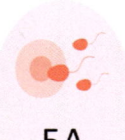

A) La notocorda. La notocorda es una estructura cilíndrica y flexible que se forma a partir del mesodermo durante el desarrollo embrionario. Es el esqueleto más primitivo del embrión y proporciona soporte estructural. Eventualmente, la notocorda será sustituida por la columna vertebral, que es una estructura más compleja y rígida formada por vértebras. La notocorda también juega un papel crucial en la señalización y organización del desarrollo de otros tejidos y órganos.

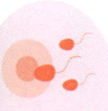

¿Qué estructuras derivan del ectodermo durante el desarrollo embrionario?

A) El tubo digestivo y el hígado.
B) El sistema nervioso central y periférico.
C) El corazón y los vasos sanguíneos.
D) Los riñones y las gónadas.

6

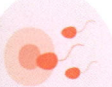

¿Qué ocurre con el desarrollo de la cabeza durante el periodo fetal?

A) Se desarrolla más rápido que el resto del cuerpo.
B) Se detiene completamente.
C) Se desarrolla a la misma velocidad que el resto del cuerpo.
D) Se desarrolla más lento en comparación con el resto del cuerpo.

7

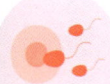

¿Qué estructura se forma después de las divisiones mitóticas del cigoto?

A) El blastocisto.
B) La gástrula.
C) La mórula.
D) El embrioblasto.

8

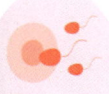

¿Qué nombre recibe la cavidad llena de líquido que se forma dentro del blastocisto?

A) Blastocele.
B) Trofoblasto.
C) Embrioblasto.
D) Amnios.

9

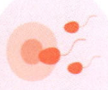

¿Qué función tiene el trofoblasto en el desarrollo del blastocisto?

A) Formar el embrión.
B) Nutrir al blastocisto y formar la parte embrionaria de la placenta.
C) Desarrollar el sistema nervioso.
D) Proteger al embrión mediante el líquido amniótico.

10

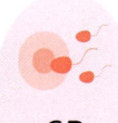

6B

B) El sistema nervioso central y periférico. El ectodermo es una de las tres hojas embrionarias que se forma durante la gastrulación. A partir del ectodermo se desarrollan el tubo neural, que da origen al sistema nervioso central (encéfalo y médula espinal), y el sistema nervioso periférico. Además, el ectodermo también da lugar a los epitelios de los ojos, nariz y oídos, las glándulas mamarias, la hipófisis, las glándulas subcutáneas, el pelo, las uñas y el esmalte de los dientes.

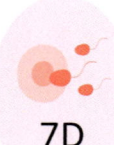

7D

D) Se desarrolla más lento en comparación con el resto del cuerpo. Durante el periodo fetal, el desarrollo de la cabeza se hace más lento en comparación con el resto del cuerpo. Esto permite que el cuerpo crezca y se desarrolle de manera proporcional, alcanzando una forma más equilibrada y funcional.

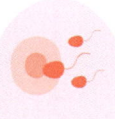

8C

C) La mórula. Después de las divisiones mitóticas del cigoto, se forma una estructura redondeada y compacta llamada mórula. Esta estructura está compuesta por un número creciente de células resultantes de la división celular.

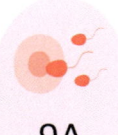

9A

A) Blastocele. El blastocele es la cavidad llena de líquido que se forma dentro del blastocisto. Esta cavidad aparece cuando las células de la mórula se desplazan debido a la acumulación de líquido, transformando la mórula en un blastocisto.

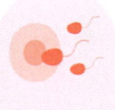

10B

B) Nutrir al blastocisto y formar la parte embrionaria de la placenta. El trofoblasto es una capa de células externas del blastocisto que tiene la función de nutrir al blastocisto y formar la parte embrionaria de la placenta. Esta capa es esencial para el desarrollo y la implantación del blastocisto en la mucosa uterina.

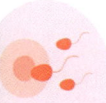

11

¿Qué es la membrana bucofaríngea y dónde se localiza?

A) Una capa de células que forma la placenta, localizada en el extremo caudal del disco embrionario.
B) Un engrosamiento en el endodermo, localizado en el extremo cefálico del disco embrionario.
C) Una cavidad llena de líquido, localizada en el centro del blastocisto.
D) Una estructura que se forma a partir del mesodermo, localizada en la línea media del embrión.

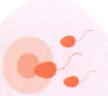

12

¿Cuál es el fenómeno más característico que ocurre durante la 3ª semana de gestación?

A) La formación del blastocisto.
B) La gastrulación.
C) La implantación del cigoto.
D) A y B son correctas.

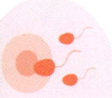

13

¿Qué capa de grasa se forma en la piel del feto hacia el final de la vida intrauterina?

A) Lanugo.
B) Vernix caseosa.
C) Hipodermis.
D) A y C son falsas.

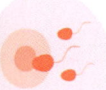

14

¿Qué cambios ocurren en el feto durante el tercer mes de gestación?

A) La cara adquiere un aspecto más humano.
B) Los ojos y orejas se localizan cerca de su posición final.
C) Las extremidades superiores casi logran su tamaño final.
D) Todas son verdaderas.

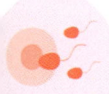

15

¿Qué estructuras se observan en el embrión de 4 semanas que darán lugar a los arcos faríngeos?

A) Aparato branquial.
B) Hendiduras faríngeas.
C) Bolsas faríngeas.
D) Todas son verdaderas.

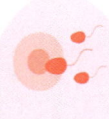

11B

B) Un engrosamiento en el endodermo, localizado en el extremo cefálico del disco embrionario. La membrana bucofaríngea es un engrosamiento en el endodermo, localizado en el extremo cefálico del disco embrionario. Esta membrana está firmemente unida al ectodermo que se encuentra por encima y juega un papel crucial en el desarrollo de la boca y la faringe del embrión.

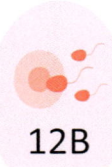

12B

B) La gastrulación. La gastrulación es el proceso mediante el cual se establecen las tres capas germinativas (ectodermo, mesodermo y endodermo) en el embrión. Este proceso es crucial porque marca el inicio de la morfogénesis, que es el desarrollo de la forma del cuerpo. Durante la gastrulación, las células del embrión se reorganizan para formar estas tres capas, que darán lugar a todos los tejidos y órganos del cuerpo. Las proteínas morfogenéticas del hueso (PMH) desempeñan un papel fundamental en este proceso, regulando la diferenciación y el desarrollo de las células. Al final del segundo mes, los principales caracteres externos del cuerpo ya pueden identificarse, sentando las bases para el desarrollo de los órganos principales.

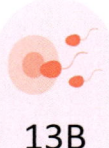

13B

B) Vernix caseosa. Hacia el final de la vida intrauterina, la piel del feto ya no está arrugada porque se ha formado una considerable capa de grasa llamada vernix caseosa. Esta capa es un producto de secreción de las glándulas sebáceas y ayuda a proteger la piel del feto. La vernix caseosa actúa como una barrera protectora contra el líquido amniótico y facilita el paso del feto a través del canal de parto durante el nacimiento.

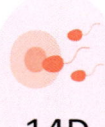

14D

D) Todas son verdaderas. Durante el tercer mes de gestación, el feto experimenta varios cambios importantes. La cara adquiere un aspecto más humano, y los ojos y orejas se localizan cerca de su posición final. Las extremidades superiores casi logran su tamaño final y las uñas empiezan a formarse. Además, aparece el lanugo en la cabeza y cejas, y las extremidades inferiores son un poco más cortas y menos desarrolladas que las superiores.

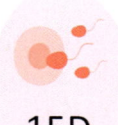

15D

D) Todas son verdaderas. En el embrión de 4 semanas, se observan las primeras modificaciones de la cara humana con el desarrollo del aparato branquial. Este aparato incluye abultamientos que darán lugar a los arcos faríngeos o branquiales, y entre estos se encuentran las hendiduras y bolsas faríngeas.

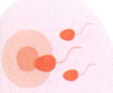

¿Cuántos arcos faríngeos o branquiales se desarrollan en el embrión?

A) 4.
B) 5.
C) 6.
D) 7.

16

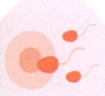

¿Qué estructuras acompañan a cada arco faríngeo?

A) Un nervio, arterias y venas.
B) Tejido adiposo.
C) Tejido muscular de células lisas.
D) Todas son verdaderas.

17

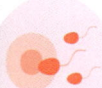

¿Qué nervio inerva el primer arco faríngeo y qué estructuras se desarrollan a partir de este arco?

A) Nervio facial; parte inferior de la cara.
B) Nervio trigémino; parte inferior de la cara y mayor parte de la zona media.
C) Nervio glosofaríngeo; región del cuello.
D) Nervio vago; región del cuello.

18

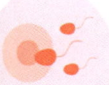

¿Qué nervio inerva el segundo arco faríngeo y qué nombre recibe este arco?

A) Nervio trigémino; arco mandibular.
B) Nervio facial; arco hioideo.
C) Nervio glosofaríngeo; arco faríngeo.
D) Nervio vago; arco faríngeo.

19

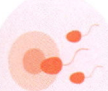

¿Qué inervan los arcos faríngeos 4, 5 y 6?

A) Nervio trigémino.
B) Nervio facial.
C) Nervio glosofaríngeo.
D) Nervio vago.

20

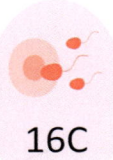

16C

C) 6. Se desarrollan 6 arcos faríngeos o branquiales en el embrión. Estos arcos son engrosamientos pares que se originan a partir de la placa mesodérmica lateral entre el ectodermo y el endodermo. Cada arco tiene tres partes principales: revestimiento externo (epiblasto), revestimiento interno (endoblasto) y una masa intermedia (mesénquima).

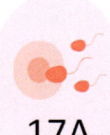

17A

A) Un nervio, arterias y venas. Cada arco faríngeo origina su grupo muscular y sus huesos propios, y está acompañado por un nervio, arterias y venas, formando un verdadero paquete vásculo-nervioso. Además, cada arco contiene tejido cartilaginoso que forma el esqueleto del arco y tejido muscular de células estriadas.

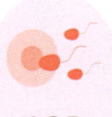

18B

B) Nervio trigémino; parte inferior de la cara y mayor parte de la zona media. El primer arco faríngeo, también conocido como arco mandibular, es inervado por el nervio trigémino. Este arco dará lugar a la parte inferior de la cara y la mayor parte de la zona media de la misma.

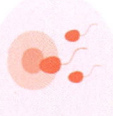

19B

B) Nervio facial; arco hioideo. El segundo arco faríngeo es inervado por el nervio facial y se denomina arco hioideo. Este arco contribuye al desarrollo de estructuras en la región del cuello.

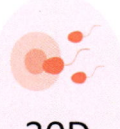

20D

D) Nervio vago. Los arcos faríngeos 4, 5 y 6 son inervados por el nervio vago. Estos arcos, junto con sus hendiduras y bolsas faríngeas, contribuyen principalmente al desarrollo de la región del cuello.

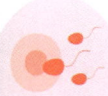

¿Qué estructuras se desarrollan a partir de los surcos y bolsas faríngeas?

A) Hendiduras branquiales.
B) Bolsas faríngeas.
C) Región del cuello.
D) Todas son verdaderas.

21

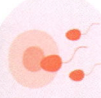

¿Qué estructuras se observan en el embrión de 4 semanas que darán lugar a los arcos faríngeos?

A) Aparato nasal.
B) Hendiduras faríngeas.
C) Bolsas faríngeas.
D) Todas son verdaderas.

22

¿Cuándo comienzan las primeras modificaciones del desarrollo de la cara humana?

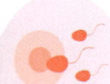

A) Durante la 2ª semana de vida intrauterina.
B) Durante la 4ª semana de vida intrauterina.
C) Durante la 6ª semana de vida intrauterina.
D) Durante la 8ª semana de vida intrauterina.

23

¿Qué es el estomodeo y cuándo se desarrolla?

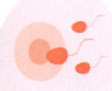

A) Una invaginación del ectodermo que dará lugar a la boca; 5ª semana de desarrollo.
B) Una invaginación del mesodermo que dará lugar a la nariz; 4ª semana de desarrollo.
C) Una invaginación del endodermo que dará lugar a los ojos; 6ª semana de desarrollo.
D) Una invaginación del ectodermo que dará lugar a la boca; 3ª semana de desarrollo.

24

¿Qué mamelones faciales pertenecen al primer arco branquial?

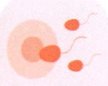

A) Mamelones maxilares.
B) Mamelones mandibulares.
C) Mamelón frontonasal.
D) Mamelones nasales laterales.

25

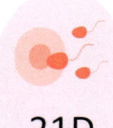

21D

D) Todas son verdaderas. Los surcos y bolsas faríngeas se desarrollan a partir de los arcos faríngeos. Las hendiduras branquiales son surcos externos situados en la superficie lateral del embrión, mientras que las bolsas faríngeas son internas y se sitúan a lo largo de la pared lateral de la faringe. Estas estructuras contribuyen al desarrollo de la región del cuello.

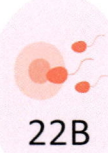

22B

B) Hendiduras faríngeas. En el embrión de 4 semanas, se observan las primeras modificaciones de la cara humana con el desarrollo del aparato branquial. Este aparato incluye abultamientos que darán lugar a los arcos faríngeos o branquiales, y entre estos se encuentran las hendiduras y bolsas faríngeas. Los arcos faríngeos son estructuras importantes que contribuyen al desarrollo de la cara y el cuello. Las hendiduras faríngeas son surcos externos situados en la superficie lateral del embrión, mientras que las bolsas faríngeas son internas y se sitúan a lo largo de la pared lateral de la faringe.

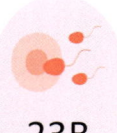

23B

B) Durante la 4ª semana de vida intrauterina. Las primeras modificaciones del desarrollo de la cara humana comienzan durante la 4ª semana de vida intrauterina. En esta etapa, se desarrolla el aparato branquial, que consiste en abultamientos que darán lugar a los arcos faríngeos o branquiales. Estos arcos son fundamentales para la formación de la cara y las estructuras bucales.

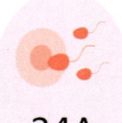

24A

A) Una invaginación del ectodermo que dará lugar a la boca; 5ª semana de desarrollo. El estomodeo es una invaginación del ectodermo, que es la capa externa de células en el embrión. Esta invaginación dará lugar a la boca. El estomodeo se desarrolla durante la 5ª semana de vida intrauterina y queda rodeado por abultamientos mesenquimatosos llamados mamelones faciales. Estos mamelones son esenciales para la formación de las estructuras faciales y bucales.

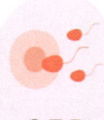

25B

B) Mamelones mandibulares. Los mamelones mandibulares pertenecen al primer arco branquial. Los arcos branquiales son estructuras embrionarias que contribuyen al desarrollo de la cara y el cuello. El primer arco branquial se bifurca lateralmente y hacia abajo para formar los mamelones maxilares por arriba y los mandibulares por abajo. Estos mamelones son fundamentales en la formación de la mandíbula y otras estructuras faciales.

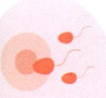

26

¿Qué estructuras forman el labio superior?

A) Mamelones maxilares y nasales mediales.
B) Mamelones mandibulares fusionados.
C) Mamelones nasales laterales.
D) Mamelón frontonasal.

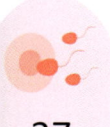

27

¿Qué estructuras forman el labio inferior?

A) Mamelones maxilares y nasales mediales.
B) Mamelones mandibulares fusionados.
C) Mamelones nasales laterales.
D) Mamelón frontonasal.

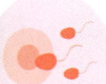

28

¿Qué estructuras forman las mejillas?

A) Mamelones maxilares y nasales mediales.
B) Mamelones mandibulares y maxilares.
C) Mamelones nasales laterales y mediales.
D) Mamelón frontonasal y mamelones nasales laterales.

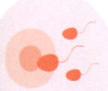

29

¿Qué son los mamelones faciales y cuándo se desarrollan?

A) Abultamientos mesenquimatosos de los arcos branquiales; 4ª semana.
B) Abultamientos mesenquimatosos de los arcos branquiales; 5ª semana.
C) Abultamientos ectodérmicos de los arcos branquiales; 4ª semana.
D) Abultamientos ectodérmicos de los arcos branquiales; 5ª semana.

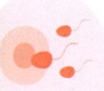

30

¿Qué son los mamelones maxilares y cómo se desarrollan?

A) Elevaciones de forma triangular que se desarrollan a partir de la superficie craneal de la porción dorsal de los mamelones mandibulares.
B) Elevaciones de forma redondeada que se desarrollan a partir de la superficie caudal de la porción dorsal de los mamelones mandibulares.
C) Elevaciones de forma triangular que se desarrollan a partir de la superficie caudal de la porción ventral de los mamelones mandibulares.
D) Elevaciones de forma redondeada que se desarrollan a partir de la superficie craneal de la porción ventral de los mamelones mandibulares.

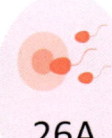

A) Mamelones maxilares y nasales mediales. El labio superior se forma a partir de los mamelones maxilares y nasales mediales. Los mamelones maxilares son abultamientos mesenquimatosos que se desarrollan a partir del primer arco branquial, mientras que los mamelones nasales mediales se desarrollan a partir del mamelón frontonasal. La fusión de estos mamelones es esencial para la formación de una estructura funcional y estética del labio superior.

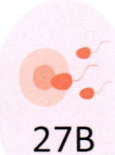

B) Mamelones mandibulares fusionados. El labio inferior se forma a partir de los dos mamelones mandibulares fusionados. Los mamelones mandibulares son abultamientos mesenquimatosos que se desarrollan a partir del primer arco branquial. La fusión de estos mamelones es crucial para la formación de una estructura funcional y estética del labio inferior.

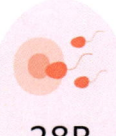

B) Mamelones mandibulares y maxilares. Las mejillas se forman a partir de los mamelones mandibulares en su porción inferior y los mamelones maxilares en su porción superior. Los mamelones mandibulares y maxilares son abultamientos mesenquimatosos que se desarrollan a partir del primer arco branquial. Estas estructuras son importantes para la formación de la anatomía facial y la función masticatoria.

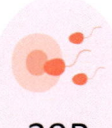

B) Abultamientos mesenquimatosos de los arcos branquiales; 5ª semana. Los mamelones faciales son abultamientos mesenquimatosos que se desarrollan a partir de los arcos branquiales. Estos mamelones rodean el estomodeo, que es una invaginación del ectodermo que dará lugar a la boca. Los mamelones faciales se desarrollan durante la 5ª semana de vida intrauterina y son fundamentales para la formación de las estructuras faciales.

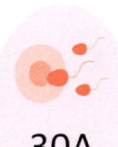

A) Elevaciones de forma triangular que se desarrollan a partir de la superficie craneal de la porción dorsal de los mamelones mandibulares. Los mamelones maxilares son elevaciones de forma triangular que se desarrollan a partir de la superficie craneal de la porción dorsal de los mamelones mandibulares. Estos mamelones están recubiertos por ectodermo y se sitúan lateralmente al estomodeo. Son fundamentales para la formación de la parte superior de la cara.

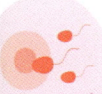

¿Cuándo se desarrolla el paladar primario y qué estructuras lo forman?

A) Entre la 5ª y 6ª semana; procesos nasales medios.
B) Entre la 7ª y 8ª semana; procesos maxilares.
C) Entre la 10ª y 11ª semana; procesos nasales laterales.
D) Entre la 5ª y 6ª semana; procesos maxilares.

31

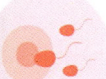

¿Qué es la coana primitiva y cuándo se forma?

A) Un orificio que comunica las cavidades nasal y bucal; 6ª semana.
B) Un orificio que comunica las cavidades nasal y bucal; 8ª semana.
C) Un orificio que comunica las cavidades nasal y bucal; 10ª semana.
D) Un orificio que comunica las cavidades nasal y bucal; 12ª semana.

32

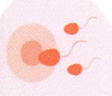

¿Qué es el rafe palatino y cómo se forma?

A) Una estructura que resulta de la unión de los procesos maxilares entre sí.
B) Una estructura que resulta de la unión de los procesos nasales laterales entre sí.
C) Una estructura que resulta de la unión de los procesos mandibulares entre sí.
D) Una estructura que resulta de la unión de los procesos palatinos entre sí.

33

¿Qué evento embriológico ocurre entre la 6ª y 8ª semana de desarrollo y es crucial para la formación del paladar?

A) Fusión de los procesos mandibulares.
B) Elevación y fusión de los procesos palatinos laterales.
C) Formación del tubérculo impar.
D) Desarrollo del cartílago de Meckel.

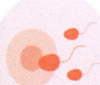

34

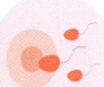

¿Qué estructuras participan en la formación de la lengua y cómo se desarrollan?

A) Primer y tercer arco branquial, somitas occipitales; crestas y tumefacciones en el piso del estomodeo.
B) Segundo y cuarto arco branquial, somitas cervicales; crestas y tumefacciones en el piso del estomodeo.
C) Primer y segundo arco branquial, somitas torácicos; crestas y tumefacciones en el techo del estomodeo.

35

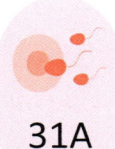

31A

A) Entre la 5ª y 6ª semana; procesos nasales medios. El paladar primario se desarrolla entre la 5ª y 6ª semana de vida intrauterina. Se forma cuando los procesos nasales medios se unen no solo en la superficie, sino también en profundidad, creando una estructura embrionaria especial llamada segmento intermaxilar o premaxilar . Este segmento está constituido por tres componentes: el componente labial, que forma la parte media o filtrum del labio superior; el componente maxilar, que comprende la zona anterior del maxilar que contiene los cuatro incisivos superiores y su mucosa bucal; y el componente palatino, que es de forma triangular y da origen al paladar primario.

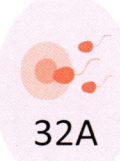

32A

A) Un orificio que comunica las cavidades nasal y bucal; 6ª semana. La coana primitiva es un orificio que se forma a la 6ª semana de desarrollo y que comunica las cavidades nasal y bucal. Este orificio se sitúa por detrás del paladar primario. Más tarde, esta apertura se ubica en la faringe cuando se forma el techo definitivo de la cavidad bucal, separando la cavidad bucal de la nasal.

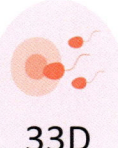

33D

D) Una estructura que resulta de la unión de los procesos palatinos entre sí. El rafe palatino es una estructura que resulta de la unión de los procesos palatinos entre sí. Esta unión es esencial para la formación del paladar secundario, que separa la cavidad bucal de las cámaras nasales. La formación del rafe palatino permite que el recién nacido pueda respirar y comer simultáneamente después del nacimiento.

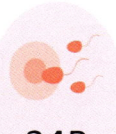

34B

B) Elevación y fusión de los procesos palatinos laterales. Entre la 6ª y 8ª semana, los procesos palatinos laterales se elevan desde una posición vertical a horizontal y se fusionan entre sí y con el tabique nasal. Este proceso es esencial para la formación del paladar secundario. Si no ocurre correctamente, puede resultar en fisura palatina.

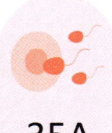

35A

A) Primer y tercer arco branquial, somitas occipitales; crestas y tumefacciones en el piso del estomodeo. La formación de la lengua involucra la participación de los cuatro arcos branquiales, especialmente el primer y tercer arco, así como los somitas occipitales, que son bloques o segmentos musculares asociados con la columna vertebral en desarrollo. El piso del estomodeo inicial está formado por una serie de crestas y tumefacciones. La primera elevación es el primer arco branquial, que se ha fusionado con su compañero y sobre el cual se encuentra una serie de tumefacciones que comprenden un tubérculo impar de la línea media flanqueada por abultamientos linguales.

¿Qué nervios inervan la lengua y qué áreas específicas inervan?

A) V, VII, IX, X, XII pares craneales; inervación sensitiva y motora de la lengua.
B) III, IV, VI, XI pares craneales; inervación sensitiva y motora de la lengua.
C) I, II, V, VIII pares craneales; inervación sensitiva y motora de la lengua.
D) II, III, VII, X pares craneales; inervación sensitiva y motora de la lengua.

36

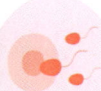

¿Qué es el cartílago de Meckel y cuál es su importancia en el desarrollo de la mandíbula?

A) Cartílago del 1° arco branquial; interviene en la formación de la región mentoniana y origina el yunque y el martillo.
B) Cartílago del 2° arco branquial; interviene en la formación de la región mentoniana y origina el estribo.
C) Cartílago del 3° arco branquial; interviene en la formación de la región mentoniana y origina el hioides.
D) Cartílago del 4° arco branquial; interviene en la formación de la región mentoniana y origina el cartílago tiroides.

37

¿Qué es el nervio mandibular y cuáles son sus ramas principales?

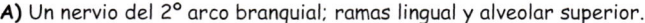

A) Un nervio del 2° arco branquial; ramas lingual y alveolar superior.
B) Un nervio del 1° arco branquial; ramas lingual y alveolar inferior.
C) Un nervio del 3° arco branquial; ramas lingual y alveolar inferior.
D) Un nervio del 4° arco branquial; ramas lingual y alveolar superior.

38

¿En qué momento del periodo embrionario los maxilares contienen los gérmenes dentarios en desarrollo?

A) Al finalizar el 1° mes.
B) Al finalizar el 2° mes.
C) Al finalizar el 3° mes.
D) Al finalizar el 4° mes.

39

¿Cómo crece y se desarrolla el hueso alveolar?

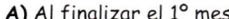

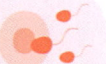

A) Independientemente de la erupción dental.
B) Antes de la formación de la raíz.
C) Solo después de la erupción dental.
D) Con la erupción dental.

40

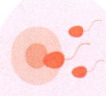

36A

A) V, VII, IX, X, XII pares craneales; inervación sensitiva y motora de la lengua. La inervación sensitiva de la lengua depende de los nervios V (trigémino), VII (facial), IX (glosofaríngeo) y X (vago). El nervio trigémino inerva los dos tercios anteriores de la lengua, el nervio facial inerva la cópula lingual, el nervio glosofaríngeo inerva el tercio posterior de la lengua y el nervio vago inerva la parte posterior de la eminencia hipobranquial. La inervación motora de los músculos de la lengua proviene del nervio hipogloso (XII par craneal).

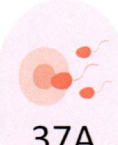

37A

A) Un cartílago del 1° arco branquial; interviene en la formación de la región mentoniana y origina el yunque y el martillo. El cartílago de Meckel es un cartílago del 1° arco branquial que juega un papel crucial en el desarrollo de la mandíbula. La porción anterior del cartílago de Meckel interviene en la formación de la región mentoniana (la barbilla). La porción media del cartílago desaparece, mientras que la parte posterior origina dos de los huesos del oído medio: el yunque (incus) y el martillo (malleus).

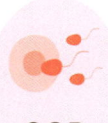

38B

B) Un nervio del 1° arco branquial; ramas lingual y alveolar inferior. El nervio mandibular es un nervio del 1° arco branquial. Se divide en dos ramas principales: el ramo lingual, que inerva la lengua, y el ramo alveolar inferior, que inerva los dientes y encías de la mandíbula. El ramo alveolar inferior se subdivide a su vez en un ramo incisivo, que inerva los dientes incisivos, y un ramo mentoniano, que inerva la región del mentón.

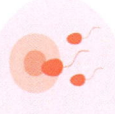

39B

B) Al finalizar el 2° mes. Al finalizar el 2° mes del periodo embrionario, tanto el maxilar superior como el inferior contienen los gérmenes dentarios en desarrollo. Los gérmenes dentarios son las estructuras embrionarias que darán lugar a los dientes. Las criptas óseas son cavidades en el hueso donde se desarrollan estos gérmenes.

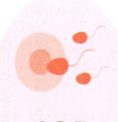

40D

D) Con la erupción dental. El hueso alveolar que se forma alrededor del germen dentario crece y se desarrolla con la erupción dental. La erupción dental es el proceso mediante el cual los dientes emergen a través de las encías.

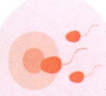

¿Qué es la odontogénesis y cuándo se inicia?

A) Desarrollo y formación de dientes dentro de los huesos maxilares; 6ª semana vida intrauterina.
B) Desarrollo y formación de dientes dentro de los huesos maxilares; 5ª semana vida intrauterina.
C) Desarrollo y formación de dientes dentro de los huesos maxilares; 7ª semana vida intrauterina.
D) Desarrollo y formación de dientes dentro de los huesos maxilares; 8ª semana vida intrauterina.

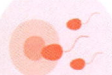

¿De qué capas embrionarias proceden los diferentes componentes de los dientes?

A) Del ectodermo: esmalte; del mesodermo: cemento, dentina y pulpa.
B) Del mesodermo: esmalte; del ectodermo: cemento, dentina y pulpa.
C) Del endodermo: esmalte; del mesodermo: cemento, dentina y pulpa.
D) Del ectodermo: esmalte; del endodermo: cemento, dentina y pulpa.

¿Qué ocurre durante la etapa de lámina dentaria y cuándo se desarrolla?

A) Aparece un engrosamiento del mesodermo; 8ª semana de vida intrauterina.
B) Aparece un engrosamiento del mesodermo; 6ª semana de vida intrauterina.
C) Aparece un engrosamiento del ectodermo; 7ª semana de vida intrauterina.
D) Aparece un engrosamiento del ectodermo; 5ª semana de vida intrauterina.

¿Cuál de las siguientes afirmaciones sobre el desarrollo dentario en el momento del nacimiento es correcta?

A) Todos los dientes permanentes están completamente mineralizados.
B) Las coronas de los caninos están completamente desarrolladas.
C) El primer molar definitivo ha iniciado su proceso de calcificación.
D) Los dientes temporales aún no se han formado en los maxilares.

¿Qué ocurre durante el estadio de brote o yema y cuándo se desarrolla?

A) Aparición de diez engrosamientos en cada lámina dentaria; 7ª semana de vida intrauterina.
B) Aparición de veinte engrosamientos en cada lámina dentaria; 6ª semana de vida intrauterina.
C) Aparición de diez engrosamientos en cada lámina dentaria; 8ª semana de vida intrauterina.
D) Aparición de veinte engrosamientos en cada lámina dentaria; 7ª semana de vida intrauterina.

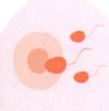

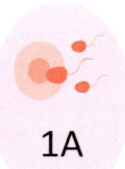

1A

A) El desarrollo y formación de los dientes dentro de los huesos maxilares; 6ª semana de vida intrauterina. La odontogénesis es el proceso de desarrollo y formación de los dientes dentro de los huesos maxilares, en unas cavidades llamadas canastillos maxilares que aparecen durante el desarrollo fetal. Este proceso se inicia en la 6ª semana de vida intrauterina y consta de varias etapas que incluyen la formación del esmalte, cemento, dentina y pulpa.

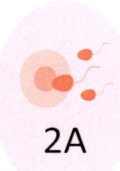

2A

A) Del ectodermo: esmalte; del mesodermo: cemento, dentina y pulpa. Los dientes proceden embriológicamente de dos capas embrionarias: el ectodermo y el mesodermo. El esmalte, que es la capa más externa y dura del diente, se desarrolla a partir del ectodermo. El cemento, la dentina y la pulpa, que forman las estructuras internas del diente, se desarrollan a partir del mesodermo.

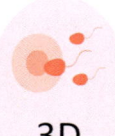

3D

D) Aparece un engrosamiento del ectodermo; 5ª semana de vida intrauterina. Durante la etapa de lámina dentaria, que se desarrolla en la 5ª semana de vida intrauterina, aparece un engrosamiento del ectodermo. De esta lámina dental surgen las yemas o brotes de la dentición temporal y definitiva. Este engrosamiento es el primer indicio del desarrollo de los dientes.

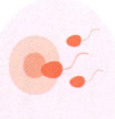

4C

C) El primer molar definitivo ha iniciado su proceso de calcificación. En el momento del nacimiento, el primer molar definitivo ya ha comenzado su proceso de calcificación, lo que marca el inicio del desarrollo de la dentición permanente. Aunque los dientes temporales (20 en total) ya están formados dentro de los maxilares, los dientes permanentes aún no están completamente mineralizados, y solo presentan mineralización parcial en zonas específicas como la cúspide mesiobucal del primer molar.

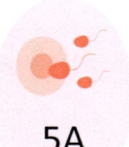

5A

A) Aparición de diez engrosamientos en cada lámina dentaria; 7ª semana de vida intrauterina. Durante el estadio de brote o yema, que se desarrolla en la 7ª semana de vida intrauterina, aparecen diez engrosamientos en cada lámina dentaria (futura arcada dental). Estos engrosamientos son los estadios primitivos de los dientes de leche. Primero aparecen los diez inferiores o mandibulares, y al final de la 8ª semana ya ha finalizado el proceso de los diez superiores o maxilares.

6

¿Qué es el estadio de casquete y cuándo se desarrolla?

A) Los brotes se invaginan hacia dentro formando una especie de casquete; 9ª semana de vida intrauterina.
B) Los brotes se invaginan hacia dentro formando una especie de casquete; 8ª semana de vida intrauterina.
C) Los brotes se invaginan hacia dentro formando una especie de casquete; 10ª semana de vida intrauterina.
D) Los brotes se invaginan hacia dentro formando una especie de casquete; 7ª semana de vida intrauterina.

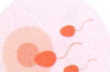

7

El órgano del esmalte ¿qué es y cuál es su función en la odontogénesis?

A) Estructura ectodérmica responsable de formar esmalte y modelar la forma del diente.
B) Estructura mesodérmica responsable de formar esmalte y modelar la forma del diente.
C) Estructura ectodérmica responsable de formar dentina y modelar la forma del diente.
D) Estructura mesodérmica responsable de formar dentina y modelar la forma del diente.

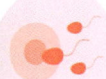

8

¿Qué ocurre durante la fase de maduración y cuándo se inicia la calcificación de lacorona dentaria?

A) Formación del diente y erupción; 16ª semana de vida intrauterina.
B) Formación del diente y erupción; 12ª semana de vida intrauterina.
C) Formación del diente y erupción; 14ª semana de vida intrauterina.
D) Formación del diente y erupción; 18ª semana de vida intrauterina.

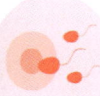

9

¿Qué es la papila dentaria y cuál es su función en el desarrollo dental?

A) Zona de mesodermo dentro de la invaginación del órgano del esmalte; forma dentina y pulpa.
B) Zona de ectodermo dentro de la invaginación del órgano del esmalte; forma dentina y pulpa.
C) Zona de mesodermo fuera de la invaginación del órgano del esmalte; forma esmalte.
D) Zona de ectodermo fuera de la invaginación del órgano del esmalte; forma esmalte.

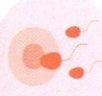
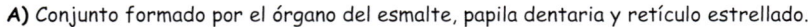

10

¿Qué es el germen dentario y qué estructuras lo componen?

A) Conjunto formado por el órgano del esmalte, papila dentaria y retículo estrellado.
B) Conjunto formado por el órgano del esmalte, papila dentaria y saco dentario.
C) Conjunto formado por el órgano del esmalte, epitelio externo y epitelio interno.
D) Conjunto formado por el órgano del esmalte, retículo estrellado y epitelio interno.

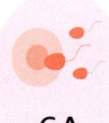

A) Los brotes se invaginan hacia dentro formando una especie de casquete; 9ª semana de vida intrauterina. Durante el estadio de casquete, que se desarrolla en la 9ª semana de vida intrauterina, los brotes se invaginan hacia dentro, formando una especie de casquete. Esta formación recibe el nombre de órgano dental o del esmalte. La zona de mesodermo que queda dentro de la invaginación se llama papila dentaria. El órgano del esmalte es responsable de formar el componente adamantino ectodérmico del diente y de modelar la forma del diente.

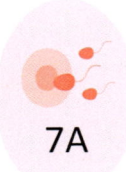

A) Estructura ectodérmica responsable de formar el esmalte y modelar la forma del diente. El órgano del esmalte es una estructura ectodérmica que se forma durante el estadio de casquete. Su función principal es formar el esmalte, que es la capa más externa y dura del diente. Además, el órgano del esmalte es responsable de modelar la forma del diente. Está compuesto por el epitelio externo, el retículo estrellado y el epitelio interno o preameloblasto.

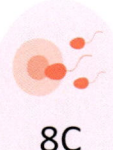

C) Formación del diente y erupción; 14ª semana de vida intrauterina. La fase de maduración es el proceso final de formación del diente y termina con la erupción del diente. Durante esta fase, se produce la calcificación de la corona dentaria, que se inicia en la 14ª semana de vida intrauterina a nivel de los dientes temporales. Primero se calcifica la corona y luego la raíz. Una vez terminada la calcificación del esmalte, los ameloblastos y el órgano del esmalte se atrofian antes de que el diente erupcione.

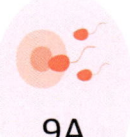

A) Zona de mesodermo dentro de la invaginación del órgano del esmalte; forma la dentina y la pulpa. La papila dentaria es una zona de mesodermo que queda dentro de la invaginación del órgano del esmalte durante el estadio de casquete. Esta estructura es fundamental en el desarrollo dental, ya que las células de la papila dentaria se diferencian para formar los odontoblastos, que producen la dentina, y las células de la pulpa dental.

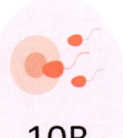

B) Conjunto formado por el órgano del esmalte, papila dentaria y saco dentario. El germen dentario es el conjunto de estructuras que se forma durante el estadio de campana. Está compuesto por el órgano del esmalte, la papila dentaria y el saco dentario que lo rodea. Estas estructuras trabajan en conjunto para formar los diferentes componentes del diente: el esmalte, la dentina, la pulpa y el cemento.

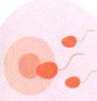

11

¿Qué células se diferencian para formar los distintos componentes del diente y cuáles son esos componentes?

A) Ameloblastos: cemento; odontoblastos: dentina; cementoblastos: esmalte y ligamento periodontal.
B) Ameloblastos: dentina; odontoblastos: esmalte; cementoblastos: cemento y ligamento periodontal.
C) Ameloblastos: esmalte; odontoblastos: cemento; cementoblastos: dentina y ligamento periodontal.
D) Ameloblastos: esmalte; odontoblastos: dentina; cementoblastos: cemento y ligamento periodontal.

12

¿Qué ocurre durante la fase de maduración y cuál es su importancia en la odontogénesis?

A) Formación del diente y erupción; calcificación del cemento y la pulpa.
B) Formación del diente y erupción; calcificación del esmalte y la dentina.
C)) Formación del diente y erupción; calcificación de la corona y la raíz.
D) Formación del diente y erupción; calcificación del ligamento periodontal y la pulpa.

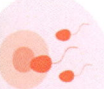

13

Estadio de corona y cuándo se inicia la calcificación del esmalte

A) Etapa de maduración se calcifica la corona, luego la raíz; 14ª semana vida intrauterina.
B) Etapa de maduración se calcifica a corona y luego la raíz; 12ª semana de vida intrauterina.
C) Etapa de maduración se calcifica la corona y luego la raíz; 16ª semana de vida intrauterina.
D) Etapa de maduración se calcifica la corona y luego la raíz; 18ª semana de vida intrauterina.

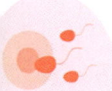

14

Semana de vida intrauterina que comienza la calcificación de incisivos centrales temporales?

A) Semana 16.
B) Semana 12.
C) Semana 14.
D) Semana 18.

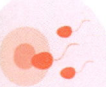

15

¿Qué estructura se forma después de la calcificación del esmalte de la corona?

A) Asa cervical.
B) Perlas de Serres.
C) Vaina de Hertwig.
D) Papila dental.

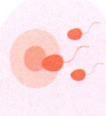

11D

D) Ameloblastos: esmalte; odontoblastos: dentina; cementoblastos: cemento y ligamento periodontal. Durante el estadio de campana, las células se diferencian para formar los distintos componentes del diente. Las células del epitelio dental interno se diferencian en ameloblastos, que forman el esmalte. Las células de la papila dentaria se diferencian en odontoblastos, que forman la dentina. Las células mesenquimatosas situadas fuera del diente y en contacto con la dentina de la raíz se diferencian en cementoblastos, que forman el cemento y el ligamento periodontal.

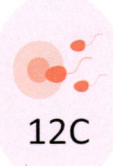

12C

C) Formación del diente y erupción; calcificación de la corona y la raíz. La fase de maduración es el proceso final de formación del diente y termina con la erupción del diente. Durante esta fase, se produce la calcificación de la corona y la raíz del diente. La calcificación de la corona dentaria se inicia en la 14ª semana de vida intrauterina a nivel de los dientes temporales. Una vez terminada la calcificación del esmalte, los ameloblastos y el órgano del esmalte se atrofian antes de que el diente erupcione. Esta fase es crucial para la formación de un diente funcional y resistente.

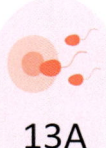

13A

A) Etapa de maduración se calcifica la corona, luego la raíz; 14ª semana vida intrauterina. El estadio de corona es una etapa de la fase de maduración en la odontogénesis. Durante esta etapa, se produce la calcificación del diente, comenzando con la corona y luego la raíz. La calcificación del esmalte de la corona dentaria se inicia en la 14ª semana de vida intrauterina a nivel de los dientes temporales. Este proceso es esencial para la formación de un diente fuerte y funcional.

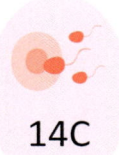

14C

C) Semana 14. La calcificación de los incisivos centrales temporales comienza en la semana 14 de vida intrauterina. La calcificación es el proceso mediante el cual los minerales, principalmente el calcio, se depositan en los tejidos, formando estructuras duras como los dientes. Este proceso es crucial para la formación de los dientes temporales, que son los primeros en desarrollarse y erupcionar.

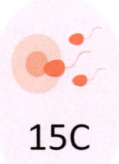

15C

C) Vaina de Hertwig. Después de la calcificación del esmalte de la corona, se forma la Vaina de Hertwig. La Vaina de Hertwig es una estructura epitelial que guía la formación de las raíces de los dientes. Está compuesta por el epitelio interno y externo del órgano del esmalte y es esencial para el desarrollo adecuado de las raíces dentales.

¿Qué ocurre con los ameloblastos y el órgano del esmalte una vez terminada la calcificación del esmalte?

A) Se transforman en la Vaina de Hertwig.
B) Se atrofian.
C) Forman las Perlas de Serres,
D) Inician la formación de la raíz.

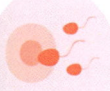

¿Qué puede ocurrir si quedan restos de la lámina dentaria?

A) Formación de la Vaina de Hertwig.
B) Formación de la asa cervical.
C) Formación de quistes o tumores odontogénicos.
D) Formación de la papila dental.

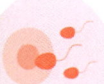

¿Cuál es el proceso que constituye la formación del patrón de la corona y la raíz dentaria?

A) Histogénesis.
B) Citodiferenciación.
C) Morfogénesis.
D) Epitelización.

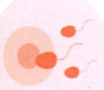

¿Qué tejidos dentarios se forman durante la histogénesis?

A) Ligamento y encía.
B) Corona y raíz.
C) Esmalte, dentina y pulpa.
D) Epitelio bucal y lámina vestibular.

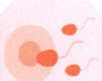

¿Cuáles son las cuatro etapas fundamentales de la odontogénesis?

A) Lámina dentaria, brote dental, erupción dental, oclusión.
B) Corona, raíz, periodonto y epitelio bucal.
C) Morfogénesis, histogénesis, epitelización y proliferación.
D) Lámina dentaria, yema dentaria, casquete y campana.

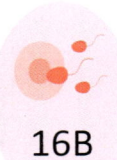

16B

B) Se atrofian. Una vez terminada la calcificación del esmalte, los ameloblastos y el órgano del esmalte se atrofian antes de que el diente erupcione. Los ameloblastos son células que forman el esmalte dental, y su atrofia significa que estas células se reducen y pierden su función activa después de completar la formación del esmalte.

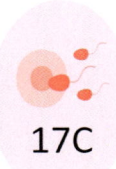

17C

C) Formación de quistes o tumores odontogénicos. Si quedan restos de la lámina dentaria en forma de perlas epiteliales llamadas Perlas de Serres, estas pueden dar lugar a quistes o tumores odontogénicos. Las Perlas de Serres son restos epiteliales que pueden persistir en el tejido gingival y, en algunos casos, pueden proliferar y formar quistes o tumores, que son crecimientos anormales de tejido.

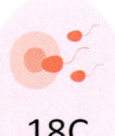

18C

C) Morfogénesis. La morfogénesis, también conocida como morfodiferenciación, es el proceso de formación del patrón que constituirá la corona del diente y luego la formación del patrón que constituirá la raíz dentaria. Este proceso es crucial para determinar la forma final del diente.

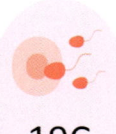

19C

C) Esmalte, dentina y pulpa. La histogénesis, o citodiferenciación, es el proceso de formación de los tejidos dentarios: el esmalte, la dentina y la pulpa. Estos tejidos se desarrollan a partir de los patrones de la corona y la raíz dentaria.

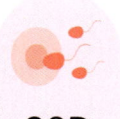

20D

D) Lámina dentaria, yema dentaria, casquete y campana. La odontogénesis tiene cuatro etapas fundamentales: lámina dentaria, yema dentaria, casquete y campana. Cada una de estas etapas representa un paso crucial en el desarrollo de los dientes.

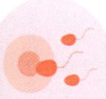

¿Cuándo comienza el ciclo vital del órgano dentario?

A) En la 4ª semana de vida intrauterina.
B) En la 6ª semana de vida intrauterina.
C) En la 8ª semana de vida intrauterina.
D) En la 10ª semana de vida intrauterina.

21

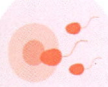

¿Cuándo se originan los 32 gérmenes de la dentición permanente?

A) Alrededor del 3º mes de gestación.
B) Alrededor del 4º mes de gestación.
C) Alrededor del 5º mes de gestación.
D) Alrededor del 6º mes de gestación.

22

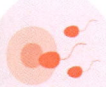

¿Cuáles son las etapas de evolución de los gérmenes dentarios según su morfología?

A) Estadio de brote macizo, estadio de casquete, estadio de campana y estadio de folículo dentario.
B) Estadio de brote macizo, estadio de casquete, estadio de campana y estadio de raíz.
C) Estadio de brote macizo, estadio de casquete, estadio de corona y estadio de folículo dentario.
D) Estadio de brote macizo, estadio de casquete, estadio de campana y estadio de esmalte.

23

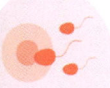

¿Cuántos gérmenes de la dentición permanente se originan alrededor del 5º mes de gestación?

A) 20.
B) 28.
C) 32.
D) 36.

24

¿Qué son las perlas de Serres y qué problemas pueden causar?

A) Restos de la lámina dental que pueden provocar quistes o tumores odontogénicos
B) Células que forman el esmalte dental
C) Fibras que proporcionan soporte estructural a la dentina
D) Cristales de hidroxiapatita que forman el esmalte

25

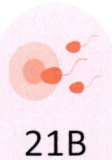

B) En la 6ª semana de vida intrauterina. El ciclo vital del órgano dentario comienza en la 6ª semana de vida intrauterina (aproximadamente 45 días). Este ciclo incluye una serie de cambios químicos, morfológicos y funcionales que continúan a lo largo de toda la vida del diente. La odontogénesis se inicia con la diferenciación de la lámina dental a partir del ectodermo que tapiza la cavidad bucal primitiva.

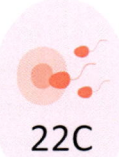

C) Alrededor del 5° mes de gestación. Los 32 gérmenes de la dentición permanente se originan alrededor del 5° mes de gestación. Estos gérmenes se sitúan por lingual o palatino en relación a los elementos primarios y continúan su desarrollo después del nacimiento.

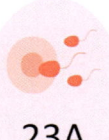

A) Estadio de brote macizo, estadio de casquete, estadio de campana y estadio de folículo dentario. Los gérmenes dentarios siguen una serie de etapas de evolución según su morfología: estadio de brote macizo (o yema), estadio de casquete, estadio de campana y estadio de folículo dentario (terminal o maduro). Cada una de estas etapas representa un paso crucial en el desarrollo del diente.

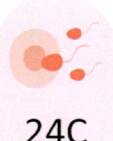

C) 32. Alrededor del 5° mes de gestación, se originan los 32 gérmenes de la dentición permanente. Estos gérmenes se sitúan por lingual o palatino en relación a los elementos primarios y continúan su desarrollo después del nacimiento. Los gérmenes dentarios son las estructuras embrionarias que darán lugar a los dientes permanentes, que reemplazarán a los dientes deciduos o de leche.

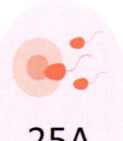

A) Restos de la lámina dental que pueden provocar quistes o tumores odontogénicos. Las perlas de Serres son restos de la lámina dental que persisten después de la desintegración de la lámina dental debido a la invasión mesenquimatosa. Estos restos pueden provocar quistes o tumores odontogénicos en épocas posteriores de la vida. Es importante que estos restos se eliminen adecuadamente durante el desarrollo dental para evitar complicaciones futuras.

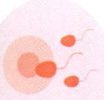

26

¿En qué semana de vida intrauterina ocurre el estadio de casquete?

A) Semana 6-7.
B) Semana 8-9.
C) Semana 9-10.
D) Semana 10-11.

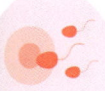

27

¿Qué células se diferencian del epitelio interno del órgano del esmalte durante la etapa de campana temprana?

A) Odontoblastos.
B) Ameloblastos.
C) Cementoblastos.
D) Fibroblastos.

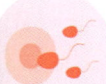

28

¿Qué estructura se forma a partir de la lámina dental durante la 8ª semana de vida intrauterina?

A) Papila dental.
B) Saco dentario.
C) Órgano del esmalte.
D) Lámina vestibular.

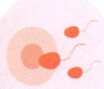

29

¿Qué estructura se desarrolla en la concavidad del casquete durante el estadio de casquete?

A) Saco dentario.
B) Papila dental.
C) Lámina vestibular.
D) Órgano del esmalte.

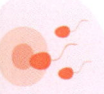

30

¿Qué son las fibras de Korff y cuál es su función?

A) Fibras que forman el esmalte; proporcionan dureza al diente.
B) Fibras que forman la dentina; proporcionan soporte estructural.
C) Fibras que forman el cemento; unen el diente al hueso alveolar.
D) Fibras que forman la pulpa dental; contienen nervios y vasos sanguíneos.

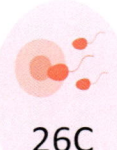

26C

C) Semana 9-10. Durante el periodo comprendido entre la 9ª y 10ª semana de vida intrauterina, el brote epitelial modifica radicalmente la forma de su extremo libre, adoptando la forma de una caperuza o casquete. En esta etapa, el tejido conectivo en la concavidad del casquete aumenta su densidad celular, formando la papila dental, que corresponde al sitio donde se desarrollará el órgano pulpodentinario.

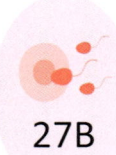

27B

B) Ameloblastos. Durante la etapa de campana temprana (alrededor de la semana 10 de vida intrauterina), del epitelio interno del órgano del esmalte, formado por un solo estrato de células, se diferencian los ameloblastos. Los ameloblastos son células responsables de la formación del esmalte dental, el tejido más duro y mineralizado del cuerpo humano.

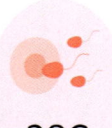

28C

C) Órgano del esmalte. Durante la 8ª semana de vida intrauterina, debido a una actividad proliferativa intensa y localizada, se forman 10 crecimientos epiteliales dentro del ectomesénquima de cada maxilar, que corresponden a los sitios predeterminados genéticamente para los 20 dientes deciduos. Estos crecimientos epiteliales se desarrollan a partir de la lámina dental y darán lugar al órgano del esmalte, que es responsable de la formación del esmalte dental.

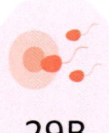

29B

B) Papila dental. Durante el estadio de casquete, el brote epitelial adopta la forma de una caperuza o casquete, y en la concavidad de este casquete, el tejido conectivo aumenta considerablemente su densidad celular, formando la papila dental. La papila dental es el sitio donde se desarrollará el órgano pulpodentinario, que incluye la pulpa y la dentina del diente.

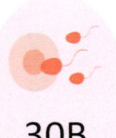

30B

B) Fibras que forman la dentina; proporcionan soporte estructural. Las fibras de Korff son fibras irregulares en espiral y largas que provienen de las zonas profundas de la pulpa. Estas fibras favorecen el soporte estructural de la dentina en desarrollo, proporcionando una base sólida para la formación de este tejido duro. La dentina es crucial para la resistencia y durabilidad del diente.

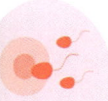

¿A qué llamamos erupción dental? Señala la correcta

A) Fenómenos mediante los cuales el diente en formación migra desde su lugar de desarrollo dentro del maxilar hasta ponerse en contacto con el medio bucal
B) Tiene lugar cuando la corona ya se ha calcificado.
C) Tiene lugar cuando se han formado dos tercios radiculares.
D) Todas son verdaderas.

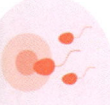

¿Cuántos dientes temporales se han formado en el interior de cada maxilar en el momento del nacimiento?

A) 10.
B) 20.
C) 30.
D) 40.

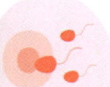

¿Qué proceso ha comenzado el primer molar definitivo en el momento del nacimiento?

A) Erupción.
B) Calcificación.
C) Desintegración.
D) Mineralización completa.

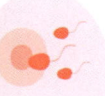

¿Qué parte de las piezas permanentes está mineralizada en el momento del nacimiento?

A) La corona completa
B) La raíz completa
C) Porción más interna del esmalte y dentina de la cúspide mesiobucal de primeros molares
D) El ligamento periodontal

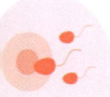

¿Cuál es el estado de desarrollo de las coronas de los incisivos en el momento del nacimiento?

A) Completamente desarrolladas.
B) Parcialmente desarrolladas.
C) En estadío de formación inicial.
D) No desarrolladas.

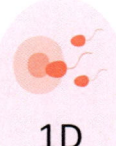

1D

D) Todas son verdaderas. ERUPCIÓN DENTAL . La erupción dental es el fenómeno mediante el cual el diente migra desde su lugar de desarrollo en el hueso hasta ponerse en contacto oclusal con la pieza correspondiente de la arcada antagonista. Tiene lugar cuando la corona ya se ha calcificado y se han formado dos tercios radiculares. Este proceso es crucial para la correcta alineación y función de los dientes en la boca, permitiendo una masticación eficiente y una oclusión adecuada.

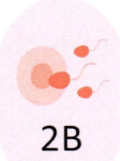

2B

B) 20. En el momento del nacimiento, se han formado en el interior de cada maxilar todos los dientes temporales, que suman un total de 20. Estos dientes temporales, también conocidos como dientes de leche o deciduos, son los primeros en desarrollarse y erupcionar en la boca del niño. Su formación es crucial para la masticación, el habla y el mantenimiento del espacio para los dientes permanentes.

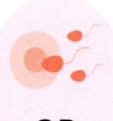

3B

B) Calcificación. En el momento del nacimiento, el primer molar definitivo ha comenzado su proceso de calcificación. La calcificación es el proceso mediante el cual los minerales, principalmente el calcio, se depositan en la matriz orgánica del diente, formando estructuras duras. Este proceso es esencial para la formación de los dientes permanentes, que reemplazarán a los dientes temporales.

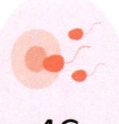

4C

C) La porción más interna del esmalte y dentina de la cúspide mesiobucal de primeros molares. En el momento del nacimiento, las piezas permanentes sólo tienen mineralizada la porción más interna del esmalte y la dentina de la cúspide mesiobucal de los primeros molares. Esta mineralización inicial es crucial para el desarrollo y la futura erupción de los dientes permanentes.

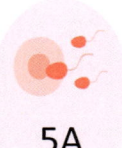

5A

A) Parcialmente desarrollados. En el momento del nacimiento, las coronas de los incisivos se encuentran casi completamente desarrolladas. Los incisivos son los dientes frontales que se utilizan para cortar los alimentos. Su desarrollo avanzado es importante para la función masticatoria y estética del niño.

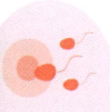

6

¿En qué estadío se encuentra el resto del esmalte de los incisivos en el momento del nacimiento?

A) Estadío de maduración preeruptiva.
B) Estadío de calcificación inicial.
C) Estadío de desintegración.
D) Estadío de mineralización completa.

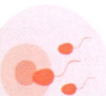

7

Fases de la erupción dental:

A) Fase preeruptiva, fase intermedia preeruptiva, fase posteruptiva o eruptiva funcional.
B) Fase preeruptiva, fase de campana prefuncional, fase posteruptiva o eruptiva funcional.
C) Fase preeruptiva, fase eruptiva o eruptiva prefuncional, fase posteruptiva o eruptiva funcional.
D) Ninguna es correcta.

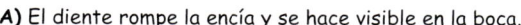

8

¿Qué ocurre durante la fase preeruptiva de la erupción dental?

A) El diente rompe la encía y se hace visible en la boca.
B) El diente contacta con la pieza opuesta y alcanza una nueva posición vertical.
C) Órgano del esmalte madura y el diente se desplaza lateralmente desde la lámina dentaria hacia la encía de recubrimiento.
D) El diente se desintegra y desaparece.

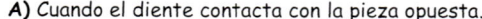

9

¿Cuándo se inicia la fase prefuncional de la erupción dental?

A) Cuando el diente contacta con la pieza opuesta.
B) Cuando el borde incisal o el vértice cuspídeo rompen la encía y el diente se hace visible en la boca.
C) Cuando el diente se desplaza lateralmente hacia la encía de recubrimiento.
D) Cuando la raíz del diente se desintegra.

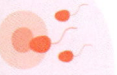

10

¿Qué factores influyen en la fase funcional de la erupción dental?

A) La desintegración de la lámina dental.
B) El crecimiento de las piezas vecinas y antagonistas y las fuerzas masticatorias.
C) La formación del esmalte dental.
D) La desintegración del folículo dentario.

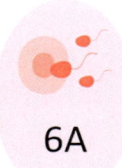

6A

A) Estadío de maduración preeruptiva. El resto del esmalte de los incisivos se halla en estadío de maduración preeruptiva en el momento del nacimiento. La maduración preeruptiva es una fase en la que el esmalte continúa su desarrollo y mineralización antes de que el diente erupcione en la cavidad oral. Este proceso asegura que el esmalte esté adecuadamente formado y mineralizado para proteger el diente una vez que erupcione.

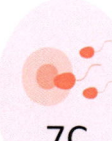

7C

C) Fase   preeruptiva, fase eruptiva o eruptiva prefuncional, fase posteruptiva o eruptiva funcional. FASE PEERUPTIVA formación de la corona de gérmenes dentarios se ha completado en el interior de los maxilares y órgano del esmalte se ha transformado en epitelio dentario reducido. FASE ERUPTIVA O ERUPTIVA PREFUNCIONAL fase preeruptiva prefuncional se inicia con la formación radicular y termina cuando el elemento dentario establece contacto con su antagonista. El diente perfora la encía y aparece en la boca cuando tiene aproximadamente dos tercios de su raíz formada. FASE POSTERUPTIVA O ERUPTIVA FUNCIONAL Esta etapa comprende desde que el diente entra en contacto con su antagonista (plano de oclusión) hasta la pérdida del mismo por causas diversas.

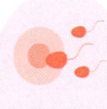

8C

C) El órgano del esmalte madura y el diente se desplaza lateralmente desde la lámina dentaria hacia la encía de recubrimiento. Durante la fase preeruptiva de la erupción dental, el órgano del esmalte madura y el diente se desplaza lateralmente desde el punto de origen de la lámina dentaria hacia la encía de recubrimiento. En esta fase, no hay un crecimiento vertical significativo, sino un desplazamiento lateral. El folículo dentario crece concéntricamente alrededor de un punto central fijo, siguiendo un patrón de crecimiento circular quístico.

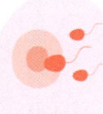

9B

B) Cuando el borde incisal o el vértice cuspídeo rompen la encía y el diente se hace visible en la boca. La fase prefuncional de la erupción dental se inicia en el momento en que el borde incisal o el vértice cuspídeo rompen la encía y el diente se hace visible en el interior de la boca. En esta fase, las piezas dentarias inician la erupción intraoral cuando tienen tres cuartas partes de su raíz formada, excepto los incisivos centrales y los primeros molares inferiores, que pueden erupcionar con sólo la mitad de la longitud de la raíz.

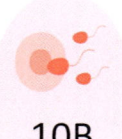

10B

B) El crecimiento de las piezas vecinas y antagonistas y las fuerzas masticatorias. En la fase funcional de la erupción dental, una vez que el diente contacta con la pieza opuesta y alcanza una nueva posición vertical, diversos factores ambientales influyen en su estabilidad. Estos factores incluyen el crecimiento de las piezas vecinas y antagonistas y las fuerzas masticatorias, que limitan la capacidad de crecimiento individual de cada diente. Esta fase de estabilidad puede durar varios años.

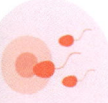

11

¿Qué es la erupción reactiva y cuándo ocurre?

A) Cuando el diente rompe la encía y se hace visible en la boca.
B) Cuando el diente contacta con la pieza opuesta y alcanza una nueva posición vertical.
C) Cuando los dientes erupcionados cambian de posición en los maxilares al perder el contacto con su antagonista.
D) Cuando el diente se desintegra y desaparece.

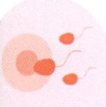

12

¿Qué ocurre con los brotes dentarios de los dientes permanentes durante el desarrollo dental?

A) Se forman en la cara bucal de las coronas de sus homónimos temporales.
B) Se forman en la cara lingual de las coronas de sus homónimos temporales.
C) Se forman en la región cervical de los dientes temporales.
D) Se forman en la lámina dental accesoria.

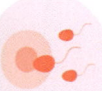

13

¿Cuándo comienzan a formarse los brotes dentarios de los dientes permanentes?

A) Hacia el primer mes de vida intrauterina.
B) Hacia el segundo mes de vida intrauterina.
C) Hacia el tercer mes de vida intrauterina.
D) Hacia el cuarto mes de vida intrauterina.

14

¿Cuánto tiempo dura el período desde la formación de la raíz hasta que alcanza la mitad de su tamaño definitivo?

A) Entre seis meses y un año.
B) Entre un año y un año y medio.
C) Entre un año y medio y dos años.
D) Entre dos años y dos años y medio.

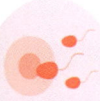

15

¿Qué es la erupción pasiva y cuándo ocurre?

A) Cuando el diente rompe la encía y se hace visible en la boca.
B) Cuando el diente contacta con la pieza opuesta y se establece la oclusión.
C) Cuando los dientes erupcionados cambian de posición en los maxilares.
D) Cuando el diente se desintegra y desaparece.

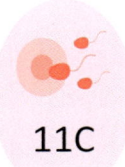

11C

C) Cuando los dientes erupcionados cambian de posición en los maxilares al perder el contacto con su antagonista. La erupción reactiva ocurre cuando los dientes erupcionados cambian de posición en los maxilares al perder el contacto con su antagonista. En este caso, el diente reanuda su desplazamiento hacia coronal. Este fenómeno puede ocurrir debido a la pérdida de un diente opuesto o cambios en la estructura de la boca, y permite que el diente mantenga su posición funcional en la arcada dental.

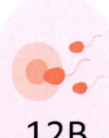

12B

B) Se forman en la cara lingual de las coronas de sus homónimos temporales. Durante el desarrollo dental, los brotes dentarios de los dientes permanentes incisivos, caninos y premolares se forman en la cara lingual de las coronas de sus homónimos temporales. Esto significa que comparten la misma cripta ósea con los dientes temporales. Este desarrollo paralelo asegura que los dientes permanentes estén listos para erupcionar y reemplazar a los dientes temporales cuando sea necesario.

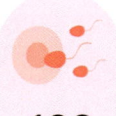

13C

C) Hacia el tercer mes de vida intrauterina. Los brotes dentarios de los dientes permanentes comienzan a formarse hacia el tercer mes de vida intrauterina. Estos brotes se desarrollan a partir del epitelio de los órganos dentarios temporales y de la lámina dental. Permanecen inactivos hasta los 6 años, momento en el cual comienzan a erupcionar y reemplazar a los dientes temporales.

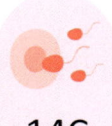

14C

C) Entre un año y medio y dos años. Desde que se inicia la formación de la raíz hasta que alcanza la mitad de su tamaño definitivo, este período dura entre un año y medio y dos años. Durante este tiempo, el diente continúa su desarrollo y erupción, preparándose para alcanzar su posición funcional en la arcada dental.

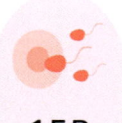

15B

B) Cuando el diente contacta con la pieza opuesta y se establece la oclusión. La erupción pasiva ocurre cuando el diente contacta con la pieza opuesta y se establece la oclusión. En este período funcional, los dientes hacen contacto y alcanzan una nueva posición vertical. La erupción pasiva es crucial para la estabilidad y función adecuada de los dientes en la boca, permitiendo una masticación eficiente y una oclusión correcta.

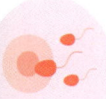

¿Cómo influye la herencia en la erupción de los dientes primarios y permanentes?

A) La herencia no tiene influencia en la erupción dental.
B) La herencia influye solo en la erupción de los dientes primarios.
C) La herencia influye significativamente en la erupción de los dientes primarios y permanentes.
D) La herencia influye solo en la erupción de los dientes permanentes.

16

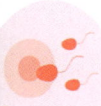

¿Qué relación existe entre la edad de aparición del primer diente primario y la erupción de los incisivos permanentes?

A) No hay relación entre la erupción del primer diente primario y los incisivos permanentes.
B) Por cada mes de adelantamiento o retraso en la erupción del primer diente primario, se adelantará o retrasará un año la salida de los incisivos permanentes.
C) Por cada mes de adelantamiento o retraso en la erupción del primer diente primario, se adelantará o retrasará un mes la salida de los incisivos permanentes.
D) La relación depende del sexo del individuo.

17

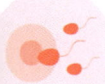

¿Qué diferencias topográficas y de secuencia eruptiva se observan en la erupción dental?

A) Las piezas dentarias hacen erupción primero en la arcada superior.
B) Las piezas dentarias hacen erupción primero en la arcada inferior.
C) Las piezas dentarias hacen erupción simultáneamente en ambas arcadas.
D) Las piezas dentarias hacen erupción en la arcada superior solo en climas fríos.

18

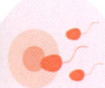

¿Cómo influyen la raza, el clima, la nutrición y la higiene en la erupción dental?

A) La raza y el clima no tienen influencia en la erupción dental.
B) La nutrición y la higiene no afectan la erupción dental.
C) Solo el clima influye en la erupción dental.
D) La raza, el clima, la nutrición y la higiene influyen en la precocidad de la erupción dental.

19

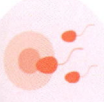

¿Qué ocurre con la raíz de los dientes durante la erupción y cómo afecta esto al proceso?

A) La raíz está completamente formada antes de la erupción.
B) La raíz no está formada y el ápice está cerrado.
C) La raíz no está completamente formada y el ápice está abierto.
D) La raíz se desintegra durante la erupción.

20

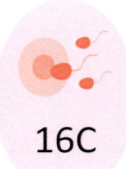

16C

C) La herencia influye significativamente en la erupción de los dientes primarios y permanentes. La herencia tiene una influencia significativa en la erupción de los dientes primarios y permanentes. Esto significa que los patrones de erupción dental pueden ser heredados de los padres a los hijos. Si los padres tuvieron una erupción temprana o tardía de sus dientes primarios, es probable que sus hijos experimenten un patrón similar. La genética juega un papel crucial en determinar el momento y la secuencia de la erupción dental, lo que puede afectar tanto a los dientes primarios como a los permanentes.

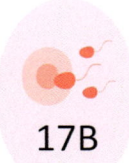

17B

B) Por cada mes de adelantamiento o retraso en la erupción del primer diente primario, se adelantará o retrasará un año la salida de los incisivos permanentes. Existe una relación entre el momento de aparición de las primeras piezas primarias y permanentes en el mismo individuo. Se ha observado que por cada mes de adelantamiento o retraso en la erupción del primer diente primario, se adelantará o retrasará un año la salida de los incisivos permanentes. Esto sugiere que el patrón de erupción de los dientes primarios puede influir en el momento de erupción de los dientes permanentes, estableciendo una conexión temporal entre ambos eventos.

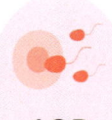

18B

B) Las piezas dentarias hacen erupción primero en la arcada inferior. Las piezas dentarias suelen hacer erupción primero en la arcada inferior antes que en la superior. Este patrón se observa tanto en la dentición primaria como en la permanente. Cualquier inversión de este proceso suele ser consecuencia de factores ambientales locales que pueden adelantar o retrasar la salida de alguna pieza dental. La secuencia eruptiva es importante para el desarrollo adecuado de la oclusión y la alineación dental.

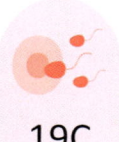

19C

C) La raza, el clima, la nutrición y la higiene influyen en la precocidad de la erupción dental. La precocidad de la erupción dental puede estar influenciada por varios factores, incluyendo la raza, el clima, la nutrición y la higiene. Por ejemplo, en la raza negra, la dentición se completa antes que en la raza blanca. En las regiones cálidas, la erupción es más precoz que en las zonas de clima frío. Además, dentro del mismo medio, la erupción se adelanta en familias con buena nutrición e higiene. Estos factores pueden acelerar o retrasar el proceso de erupción dental.

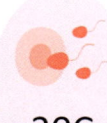

20C

C) La raíz no está completamente formada y el ápice está abierto. Todos los dientes hacen erupción sin tener la raíz completamente formada y con el ápice abierto. Normalmente, cuando una pieza atraviesa la encía, tiene dos terceras partes de su raíz formada. La formación completa de la raíz continúa después de la erupción del diente, asegurando que el diente esté adecuadamente anclado en el hueso alveolar. Este proceso permite que el diente se estabilice en su posición final y funcione correctamente en la masticación.

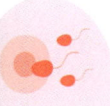

21

¿Qué ocurre con la velocidad de erupción dental en las diferentes fases del trayecto del diente?

A) La velocidad de erupción es constante en todo el trayecto.
B) La velocidad de erupción es más rápida en la parte final del trayecto.
C) La velocidad de erupción es dos veces más rápida en la primera parte del trayecto que en la parte final.
D) La velocidad de erupción es más lenta en la primera parte del trayecto.

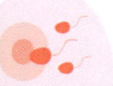

22

¿Cuál es el tiempo total de la fase prefuncional de la erupción dental?

A) Seis meses.
B) Ocho meses.
C) Doce meses.
D) Dieciocho meses.

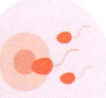

23

¿Qué factores pueden causar anomalías cronológicas en la erupción dental, como la dentición tardía?

A) Factores genéticos y ambientales.
B) Solo factores ambientales.
C) Solo factores genéticos.
D) Factores dietéticos y de higiene.

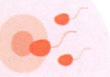

24

¿Cómo puede la historia clínica familiar ayudar a identificar causas de retraso en la erupción dental?

A) No tiene relevancia en la identificación de causas.
B) Puede revelar desviaciones cronológicas de la erupción en los padres y hermanos del paciente.
C) Solo es útil para identificar problemas de higiene dental.
D) Solo es útil para identificar problemas dietéticos.

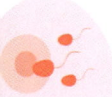

25

¿Cuándo hacen erupción los incisivos centrales inferiores en el desarrollo postnatal?

A) Al nacer.
B) A los 3 meses de vida.
C) A los 6 meses de vida.
D) Al primer año de vida.

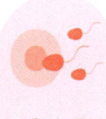

21C

C) La velocidad de erupción es dos veces más rápida en la primera parte del trayecto que en la parte final. La velocidad de erupción dental varía a lo largo del trayecto que el diente recorre desde la encía hasta contactar con el diente antagonista. En la primera parte del recorrido, la erupción es dos veces más rápida que en la parte final. Este cambio en la velocidad asegura que el diente erupcione de manera controlada y alcance su posición funcional en la arcada dental.

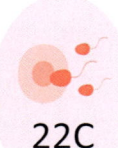

22C

C) Doce meses. El tiempo total de la fase prefuncional de la erupción dental suele ser de doce meses. A los cuatro meses, ya es visible la mitad de la corona del diente, y se necesitan ocho meses más para que la corona alcance la altura oclusal y entre en contacto con el diente antagonista. Esta fase es crucial para el desarrollo adecuado del diente y su integración en la arcada dental.

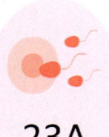

23A

A) Factores genéticos y ambientales. Las anomalías cronológicas en la erupción dental, como la dentición tardía, pueden ser causadas por factores genéticos y ambientales. Factores generales o locales pueden afectar la salida de los dientes, retrasando la cronología eruptiva. La herencia, endocrinopatías, síndromes congénitos y condiciones como el hipotiroidismo, hipopituitarismo, hipovitaminosis D y el síndrome de Down pueden contribuir a un retraso en la erupción dental.

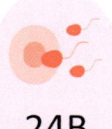

24B

B) Puede revelar desviaciones cronológicas de la erupción en los padres y hermanos del paciente. La historia clínica familiar puede ser útil para identificar causas de retraso en la erupción dental. Recoger información sobre desviaciones cronológicas de la erupción en los padres y hermanos del paciente puede justificar la lentitud en la salida o el recambio dentario. Esta información genética puede ayudar a los profesionales de la salud dental a comprender mejor las causas subyacentes del retraso en la erupción.

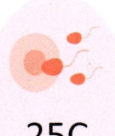

25C

C) A los 6 meses de vida. Tras los primeros 6 meses de vida, hacen erupción los incisivos centrales inferiores. Posteriormente, erupcionan el resto de los 8 dientes anteriores. Este proceso es parte del desarrollo dental normal en el primer año de vida y es crucial para la masticación y el desarrollo del habla en el niño.

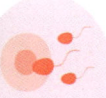

¿Cómo se compensa el micrognatismo mandibular durante el primer año de vida?

A) A través del crecimiento relativo del maxilar superior.
B) A través del crecimiento relativo del maxilar inferior.
C) A través del crecimiento horizontal de los maxilares.
D) A través del crecimiento vertical de los incisivos.

26

¿Qué piezas dentarias erupcionan durante la segunda fase del desarrollo de ladentición temporal?

A) Incisivos y caninos.
B) Premolares y molares.
C) Molares y caninos.
D) Incisivos y premolares.

27

¿Qué significa la erupción de los primeros molares en la boca infantil?

A) La aparición de los primeros dientes temporales.
B) El establecimiento de una oclusión de cúspides con fosas por primera vez.
C) La finalización del desarrollo dental.
D) La necesidad de una dieta líquida.

28

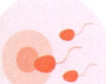

¿A qué edad suele estar completa la dentición temporal en los niños?

A) Entre los 1.5 y 2 años.
B) Entre los 2.5 y 3 años.
C) Entre los 3.5 y 4 años.
D) Entre los 4.5 y 5 años.

29

¿Qué es la exfoliación en el contexto de la dentición temporal?

A) El proceso de formación del esmalte dental.
B) La pérdida fisiológica de los dientes de leche tras finalizar su función.
C) El crecimiento de la raíz dental.
D) La erupción de los dientes permanentes.

30

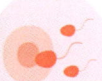

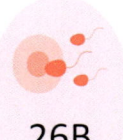

26B

B) A través del crecimiento relativo del maxilar inferior. El micrognatismo mandibular se va compensando en el primer año de vida a través del mayor crecimiento relativo del maxilar inferior con respecto al superior. La mandíbula avanza sagitalmente más que el maxilar, estableciéndose una normalización del resalte incisivo hacia el primer año de vida. Este crecimiento diferencial permite que la mandíbula alcance una posición más adecuada en relación con el maxilar superior.

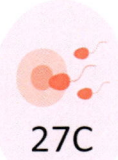

27C

C) Molares y caninos. Durante la segunda fase del desarrollo de la dentición temporal, erupcionan las piezas posteriores, que incluyen los molares y los caninos. Este proceso es crucial para completar la dentición temporal del niño y preparar la boca para la masticación de alimentos sólidos. La erupción de estas piezas dentarias permite una mayor capacidad de trituración y masticación, facilitando la transición de una dieta líquida a una dieta sólida.

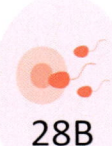

28B

B) El establecimiento de una oclusión de cúspides con fosas por primera vez. La erupción de los primeros molares en la boca infantil significa el establecimiento por primera vez de una oclusión de cúspides con fosas. Esta oclusión es crucial para la función masticatoria, ya que permite una mayor eficiencia en la trituración de los alimentos. La correcta alineación y contacto de las cúspides y fosas de los molares aseguran una masticación efectiva y una distribución adecuada de las fuerzas masticatorias.

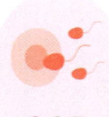

29B

B) Entre los 2.5 y 3 años. La dentición temporal, también conocida como dentición de leche, suele estar completa en los niños entre los 2.5 y 3 años de edad. Esta dentición consta de 20 dientes, con 10 en cada arcada superior e inferior. La dentición temporal es crucial para la masticación, el desarrollo del habla y el mantenimiento del espacio para los dientes permanentes.

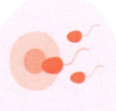

30B

B) La pérdida fisiológica de los dientes de leche tras finalizar su función. La exfoliación se refiere a la pérdida fisiológica de los dientes de leche tras finalizar su función. Poco a poco, la raíz de los dientes de leche se va reabsorbiendo hasta caerse, y su lugar será ocupado por el diente definitivo. Este proceso es natural y permite que los dientes permanentes erupcionen y reemplacen a los dientes temporales.

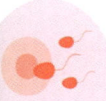

¿Qué se forma al hacer erupción el diente permanente en el lugar del diente temporal exfoliado?

A) Nuevo esmalte dental.
B) Nuevo hueso alveolar.
C) Nuevo cemento dental.
D) Nuevo ligamento periodontal.

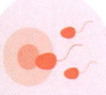

¿Qué es la reabsorción en el contexto de la dentición temporal?

A) El proceso de formación del esmalte dental.
B) La pérdida fisiológica de los dientes de leche tras finalizar su función.
C) La formación de la raíz dental.
D) La erupción de los dientes permanentes.

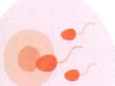

¿A qué edad suelen erupcionar los incisivos centrales inferiores?

A) 4° mes.
B) 10° mes.
C) 8° mes.
D) 6° mes.

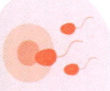

¿Cuál es el orden de erupción de los incisivos superiores?

A) Central superior: 6° mes, Lateral superior: 7° mes.
B) Central superior: 7° mes, Lateral superior: 9° mes.
C) Central superior: 8° mes, Lateral superior: 10° mes.
D) Central superior: 9° mes, Lateral superior: 11° mes.

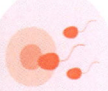

¿A qué edad suelen erupcionar los primeros molares inferiores?

A) 8° mes.
B) 9° mes.
C) 12° mes.
D) 16° mes.

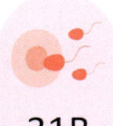

31B

B) Nuevo hueso alveolar. Al hacer erupción el diente permanente en el lugar del diente temporal exfoliado, se forma nuevo hueso alveolar. Este nuevo hueso es necesario para albergar y sujetar la raíz del diente permanente. La raíz, el ligamento periodontal y el hueso alveolar forman una unidad funcional que se remodela continuamente para mantener la estabilidad y función del diente.

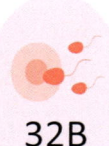

32B

B) La pérdida fisiológica de los dientes de leche tras finalizar su función. La reabsorción en el contexto de la dentición temporal se refiere a la pérdida fisiológica de los dientes de leche tras finalizar su función. Poco a poco, la raíz de los dientes de leche se va reabsorbiendo hasta caerse, y su lugar será ocupado por el diente definitivo. Este proceso es natural y permite que los dientes permanentes erupcionen y reemplacen a los dientes temporales.

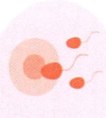

33D

D) 6° mes. Los incisivos centrales inferiores suelen erupcionar alrededor del 6° mes de vida. Estos son generalmente los primeros dientes en aparecer en la boca del bebé, marcando el inicio de la dentición temporal. La erupción de estos dientes es un hito importante en el desarrollo del niño, permitiendo la masticación inicial de alimentos blandos.

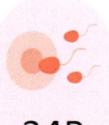

34B

B) Central superior: 7° mes, Lateral superior: 9° mes. Los incisivos centrales superiores suelen erupcionar alrededor del 7° mes de vida, seguidos por los incisivos laterales superiores alrededor del 9° mes. Este orden de erupción asegura que los dientes frontales estén alineados adecuadamente para la masticación y el desarrollo del habla.

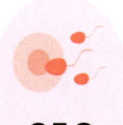

35C

C) 12° mes. Los primeros molares inferiores suelen erupcionar alrededor del 12° mes de vida. Estos molares son cruciales para la masticación de alimentos más sólidos y marcan un avance significativo en el desarrollo dental del niño.

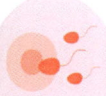

¿Cuándo comienza la erupción de la dentición definitiva?

A) A los 2 años.
B) A los 4 años.
C) A los 6 años.
D) A los 10 años.

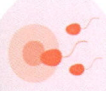

¿Cuál es la característica principal de la dentición difiodonta ?

A) Está compuesta por dientes de distinta forma y tamaño.
B) Los dientes primarios no se exfolian naturalmente.
C) Los dientes permanentes no reemplazan a ningún diente primario.
D) Incluye una serie de dientes primarios que son reemplazados por dientes permanentes.

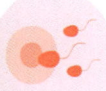

¿Qué tipo de dentición tienen los mamíferos?

A) Homodonta.
B) Monodonta.
C) Heterodonta.
D) B) Difiodonta.

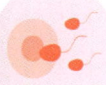

¿Qué edad corresponde al inicio de la dentición mixta en los humanos?

A) 4 a 6 años.
B) 6 a 7 años.
C) 9 a 10 años.
D) 11 a 14 años.

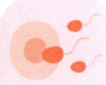

¿Cuál es el orden de erupción de los caninos?

A) Canino inferior: 14° mes, Canino superior: 16° mes.
B) Canino inferior: 16° mes, Canino superior: 18° mes.
C) Canino inferior: 18° mes, Canino superior: 20° mes.
D) Canino inferior: 20° mes, Canino superior: 22° mes.

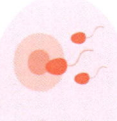

C) A los 6 años. La erupción de la dentición definitiva comienza alrededor de los 6 años y continúa hasta la erupción de las muelas del juicio, que ocurre aproximadamente entre los 18 y 21 años. Este proceso incluye la sustitución de los dientes temporales por los definitivos y la aparición de nuevos molares.

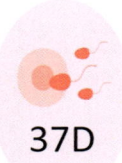

D) Incluye una serie de dientes primarios que son reemplazados por dientes permanentes. La dentición difiodonta se caracteriza por estar compuesta por una primera serie de veinte dientes primarios que son reemplazados, al exfoliarse naturalmente, por otras veinte piezas permanentes. Además, incluye doce molares que salen sin suceder o sustituir a ninguna pieza primaria.

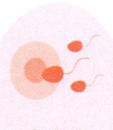

C) Heterodonta. Los mamíferos tienen una dentición heterodonta, lo que significa que poseen dientes de distinta forma y tamaño, como incisivos, caninos, premolares y molares. Este rasgo se conoce como heterodoncia y es exclusivo de los mamíferos entre los vertebrados.

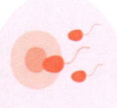

B) 6 a 7 años. La dentición mixta en los humanos comienza alrededor de los 6 a 7 años, cuando los dientes primarios empiezan a ser reemplazados por los dientes permanentes. Este período es crucial para el desarrollo de una dentición completa y funcional.

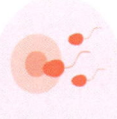

B) Canino inferior: 16° mes, Canino superior: 18° mes. Los caninos inferiores suelen erupcionar alrededor del 16° mes de vida, seguidos por los caninos superiores alrededor del 18° mes. Los caninos son importantes para desgarrar los alimentos y completar la función masticatoria.